KB160995

Pollen and Allergy

꽃가루와
알레르기

Pollen and Allergy

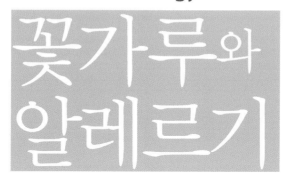

꽃가루와
알레르기

오재원 대표 저자
백원기 · 김규랑 · 김진석 · 한매자 공저

머리말

최근 통계에 의하면 인구의 15~25%가 알레르기질환으로 고통을 받고 있다. 일본, 중국 등 아시아에서도 증가 추세를 보이고 있어 21세기 인류가 극복해야 할 가장 중요한 건강 문제 중 하나로 알레르기가 언급되고 있다. 산업화가 일찍 진행된 선진국에서는 유난히 많은 환자들이 발생하여 알레르기질환을 유전적 배경과 함께 환경공해와 관련지어 설명하기도 한다. 한편 세균감염 질환의 감소나 환경변화에 의한 신체 면역반응의 변화 등 '환경가설'로 알레르기질환의 증가를 설명하기도 한다. 우리나라도 경제발전이 빠르게 진행되었던 1980년대를 기점으로 알레르기 환자가 급증하였고, 현재는 그 유병률과 질병 형태도 선진국과 유사하게 되었다.

꽃가루는 집먼지진드기 다음으로 흔한 알레르기 원인물질로 알려져 있다. 하지만 알레르기 전문의뿐아니라 환자나 일반인들에게도 이에 대한 정보가 그리 많지 않은 것이 현실이다. 흥미로운 사실은 꽃가루 알레르기를 유발하는 식물은 심산유곡(深山幽谷)에 생육하기보다는 사람들의 활동에 의해 자연환경이 파괴된 토양에 많이 생육하고 있다는 점이다. 즉, 주로 사람들이 거주하고 있는 집 주위나 개천가, 아파트 등지에 많이 분포되어 있어 도시나 그 주변에 살고 있는 알레르기 환자가 꽃가루를 피하는 것은 그리 쉽지가 않다.

본 책에서는 꽃가루와 알레르기의 상관성에 대해 기술하였다. 그리고 우리나라에 생육하는 많은 식물들을 꽃가루 알레르기와 관련해 분류하였다. 알레르기와의 관련성은 꽃가루가 공기 중에 날리는 계절이 중요한 정보이고, 또 식물마다 꽃가루 생산시기와 꽃가루가 날리는 거리와 기간에도 차이가 있다. 각 식물을 알레르기 측면에서 분류하여 알레르기 전문의를 비롯하여 의사, 알레르기 환자, 그리고 일반인들이 쉽게 알 수 있도록 생육분포, 생태, 학명과 일반 명칭을 소개하였으며, 아울러 해당 식물의 꽃가루 크기, 모양, 지역별 계절별 분포를 수록하였다. 특히 꽃가루의 크기, 모양, 성분도 알레르기 유발과 밀접한 관계가 있어 식물소개에 이에 대한 자료를 추가하도록 노력하였다.

꽃가루 정보는 20년간 국내에서 채집된 꽃가루를 조사한 자료들을 바탕으로 정리하였다. 꽃가루는 사람들이 많이 거주하고 있는 집 주위나 길가, 공터 주변, 하천가에서 흔히 발견되고, 또 산속이라도 사람에 의해 훼손된 토양에서 더욱 많이 생육하고 있다는 기존의 역학 자료를 근거로 꽃가루 채집기를 도시 중심의 종합병원이나 해당 대학 등에 설치하였다. 이 채집기의 위치가 많은 사람들이 모여 사는 지역이라는 점에서 꽃가루와 알레르기질환과의 연계성을 조사한 내용을 중심으로 연구 자료를 실었다.

본 책을 통해 의사와 환자들이 꽃가루 알레르기에 대해 이해함으로써 꽃가루 알레르기로 고통받는 환자나 가족들에게 조금이나마 도움이 될 수 있기를 기대한다. 나아가 꽃가루 알레르기에 관한 정보를 통해 우리나라 식물의 생태분석과 조성의 관리에 대한 연구와 교육에도 일조할 수 있기를 기대한다.

대표 저자

오재원

추 천 의 글 1

　국내의 꽃가루 조사 연구는 1980년대 초 강석영 교수팀과 이상용 교수팀이 각각 시
작하였었으나, 당시에는 거의 관심 밖의 주제였다. 그러나 오늘날 우리의 생활환경이
급속하게 변하고 지구 온난화가 가속되면서 꽃가루 알레르기(花粉症, Pollinosis)가 중
요한 알레르기질환으로 대두되었으며, 적극적인 연구와 대책이 필요하게 되었다. 이
를 계기 삼아서 2001년 오재원 교수를 필두로 대한소아알레르기호흡기학회가 국내
처음으로 발간한 **『한국의 알레르기 식물(Allergy Plant in Korea)』**은 꽃가루 알레르기
로 고통받는 이들의 진료에 많은 도움이 되어 왔다.

　최근 전 세계적인 기후변화와 공해 문제는 쉽사리 해결되지 못하고 있는 가운데 오히려
꽃가루와 관련된 알레르기질환들의 증가 촉발 요인으로서 작용하여 성인 뿐 아니라 어린
이와 청소년에서도 꽃가루 감작률이 증가하고 있으며, 그 발생 연령도 점차 낮아지고 있
다. 따라서 국내외적으로 꽃가루 알레르기에 대한 사회적인 관심이 높아지고 있는 바, 이
에 대한 역학적인 예방 대책을 위하여 꽃가루 연구에 대한 체계적인 노력이 절실하게 되
었다.

　지금까지 대한소아알레르기호흡기학회와 오재원 교수를 포함한 회원들의 헌신에 의
하여 1997년 이후 지속되어 온 서울과 제주 등 전국 12곳 꽃가루 채집 센터로부터 채집
분석한 방대한 자료는 우리나라 꽃가루의 지역적 분포와 계절적 분포 그리고 화분 지
도와 화분 달력의 제작에 귀중한 자산이 되었다. 이를 바탕으로 대한소아알레르기호
흡기학회와 국립기상과학원에서 2006년 꽃가루 정보 공유를 위한 양해각서 체결 후 3
년 전부터 국립기상청 홈페이지에 꽃가루 예보를 실시하고 있음은 대단히 고무적인 일
이다. 한편, 2005년 대한소아알레르기호흡기학회 화분역학연구회에서는 독자적인 홈

페이지(www.pollen.or.kr)와 2012년 아시아태평양 알레르기임상면역학회(APAACI)의 Aerobiology Committee의 대표 국가인 대한민국에서 운영하는 영문 홈페이지는 꽃가루 알레르기에 관심이 있는 아시아태평양 지역의 모든 이들에게 큰 공감을 주는 것이다.

이번에 출간하는 『꽃가루와 알레르기』는 선명한 꽃가루와 해당 식물의 사진 및 지역적 분포와 계절적 분포 그리고 화분 지도와 화분 달력 등과 함께 편집되어 알레르기 전문가는 물론, 일반인들도 꽃가루 알레르기를 이해하고 예방하는 데 손쉽게 적용할 수 있는 집필로서 국내외에 필요한 역작으로 사료된다. 그동안 이 준비를 위하여 많은 귀중한 자료의 수집과 분석 그리고 임상에 적용할 수 있도록 수고하신 대표 저자 오재원 교수와 헌신적으로 함께하신 대한소아알레르기호흡기학회의 회원들과 연구원, 그리고 후원을 아끼지 않으신 대한소아알레르기호흡기학회에 깊은 감사를 드린다. 아무쪼록 이 책을 통해 국민건강 증진에 크게 기여할 수 있기를 기대하는 바이다.

전 대한천식알레르기학회 회장
전 대한소아알레르기호흡기학회 이사장
이하백

추천의 글 2

『꽃가루와 알레르기』의 발간을 진심으로 축하드립니다. 최근 우리나라에서 꽃가루 알레르기 환자가 증가하고 있고, 또한 외국으로부터 들어온 수종이 늘어나면서 새로운 꽃가루들이 나타나고 있는 이즈음에『꽃가루와 알레르기』의 출간은 매우 의미 있고 반가운 일입니다.

더욱이 이 책자의 대표 저자인 오재원 교수님과는 대한소아알레르기호흡기학회의 '화분역학조사연구회'에서 수년간 함께 하였던 인연으로 더욱 책자의 발간이 반갑습니다. 우리나라의 꽃가루 연구는 1960년대부터 간헐적으로 있어 왔으나, 전국적인 채집시스템을 구축한 것은 1990년대 중반 대한소아알레르기호흡기학회의 화분역학조사연구회가 처음이라 생각됩니다. 특히 당시 미국 메릴랜드 존스홉킨스대학에서 이 분야를 전공하고 귀국한 오재원 교수님께서는 꽃가루 연구의 디자인과 분석을 주도적으로 맡아 연일 현미경 작업으로 눈이 짓무를 정도로 헌신적인 노력을 기울임으로써 우리나라의 꽃가루 역학 연구의 초석을 다지셨습니다.

아울러 이러한 연구는 초창기부터 전국 꽃가루 채집시스템 네트워크에 참여하여 아무런 대가 없이 꽃가루 알레르기 연구에 동참여하여 주신 여러 선생님들이 계셨기에 가능한 일이기도 하였습니다. 그 결과, 2001년에『한국의 알레르기 식물』이라는 화보집을 발간한 적이 있으나, 이미 15년의 세월이 흘러 우리나라 알레르기 식물의 분포도 변화하였고, 당시는 포함되지 않았던 꽃가루 알레르기 예방 수칙이나 치료 부분이 추가되어 이번에 새로이 본 책자가 발간된 것은 참으로 시의적절하다고 생각합니다.

본 책자에는 꽃가루 알레르기에 대한 특성, 공해나 기후와의 관계, 식물의 분포, 꽃가루 달력 등의 내용이 포함되어 있어서, 알레르기 환자뿐만 아니라 알레르기학을 공

부하는 학생, 의료진, 그리고 나아가 환경부, 복지부 등의 정부 부처들과 도시 디자인
에서 식수를 담당하는 모든 분들까지 모두 일독하여 보시면 좋으리라 생각합니다.

대한천식알레르기학회 이사장
이혜란

contents

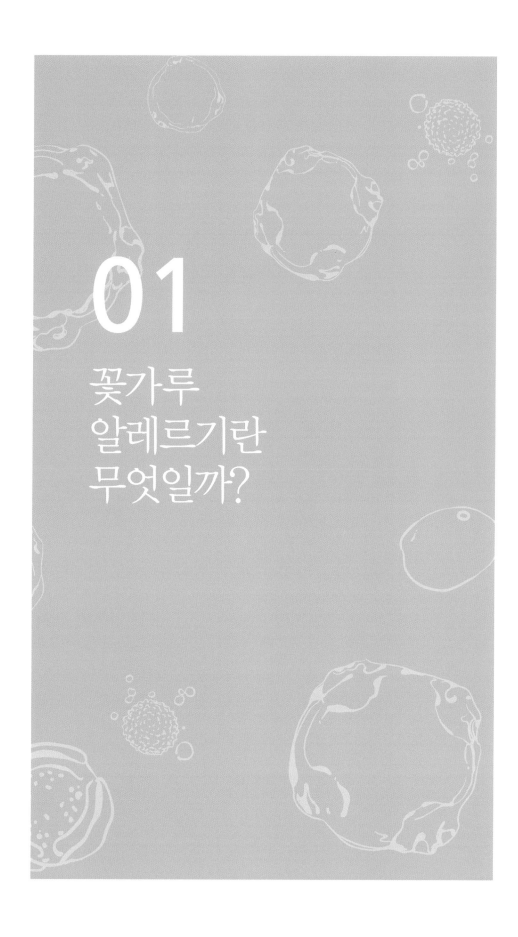

01

꽃가루
알레르기란
무엇일까?

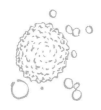

인간은 신체를 보호하는 면역기능을 가지고 있으나, 이러한 면역기능은 외부에서 침입한 이물질에 따라 다른 형태로 작동하고 있다. 면역반응과 알레르기반응이 대표적인 현상이다.

면역반응은 신체가 준비되어 있지 않은 상태에서 이물질에 노출되면 증상을 일으키게 되지만, 이후에 같은 이물질에 노출되면 증상이 나타나지 않게 되는 신체방어기능을 의미한다. 예를 들면 예방백신을 접종한 후 생기는 면역반응이 좋은 예라 할 수 있다. 알레르기반응은 자기 몸에 맞지 않는 면역기능으로 우리 신체가 이물질에 처음 접촉하면 증상이 나타나지 않게 되지만, 자주 반복해서 접촉하게 되면 증상이 나타나고 점차 심해지는 과민반응의 현상을 말한다. 꽃가루가 날리는 봄철이 되면 갑자기 재채기가 심하거나 눈동자가 몹시 가렵고 충혈

꽃가루 알레르기비염

꽃가루와 같이 가벼워 대기의 흐름을 따라 공기 중에 날아다니는 것을 공중 항원 또는 공중 알레르겐(aeroallergen)이라고 하고, 이를 코나 기도로 들이마셔 나타나는 알레르기질환을 흡입성 알레르기라고 한다. 꽃가루 알레르기도 이 중 하나이다. 꽃가루 알레르기로 인한 질환으로 천식, 알레르기비염, 알레르기결막염 등이 있으며, 이 중에서 알레르기비염이 가장 흔하게 나타난다. 코와 연관된 증상으로 코 가려움증과 함께 재채기, 맑은 콧물, 코가 부으면서 후각이 감퇴되는 등의 직접적인 코 증상뿐 아니라, 2차적으로 나타나는 두통, 안면통, 구강건조, 코가 목으로 넘어가는 콧물과 함께 기침, 눈 증상, 나아가 집중력 감소와 수면 장애로 인한 학습, 작업저하 등으로 인해 삶의 질이 저해된다. 이러한 증상들이 지속될 때 알레르기비염이라고 한다.

되고 계란, 복숭아, 생선 같은 특정 음식을 먹기만 하면 설사나 구토를 호소한다든지 아토피피부염이나 두드러기가 심하게 나타나는 것이 대표적인 예가 된다.

알레르기반응의 또 하나의 특징은 증상을 나타내는 신체부위가 지정된다는 것이다. 대부분 알레르기를 일으키는 물질이 접촉한 신체부위에서 증상을 나타내고 있지만, 경우에 따라 음식에 의한 증상이 위장관에서 나타나지 않고 피부 또는 코에서 나타날 수 있다는 것이다. 따라서 알레르기질환은 항상 비슷한 증상이 계속 반복하여 나타나는 임상적 특성을 가지게 되고 증상이 나타나는 부위에 따라 기관지 천식, 코 알레르기(알레르기비염), 아토피피부염과 두드러기 같은 피부 알레르기, 눈 알레르기(알레르기결막염) 등으로 나타난다.

지구상의 모든 물질이 알레르기를 일으킬 수 있지만 대단위로 문제를 일으킬 수 있는 알레르기 원인물질(알레르겐)로 꽃가루를 꼽을 수 있다. 무수히 많은 식물이 우리와 함께 생육하고 있고, 개화기에는 종족 보존을 위해 무수히 많은 꽃가루를 먼 거리까지 날려 보내기 때문에 인간은 이를 피할 방법이 없다. 게다가 알레르기를 잘 일으키는 식물은 대부분 바람에 꽃가루를 날려 수정하는 방식이라 더욱 넓은 지역까지 영향력을 미치게 된다. 또, 인간이 밀집해 살고 있는 주위에 생육하고 있는 식물의 꽃가루 알레르기 유발성은 더욱 강하다고 한다.

알레르기를 유발하는 식물은 주로 사람들이 거주하고 있는 집 주위나 고수부지, 개천가, 아파트 주변 유휴지 등에 많이 분포되어 있어 도시나 그 주변에서 살고 있는 알레르기 환자가 원인식물을 피하는 것은 그리 쉽지 않다.

대표적인 꽃가루 알레르기는 과거에 고초열(hey fever)이라 불렸던 질환으로 돼지

꽃가루로 오해할 수 있는 꽃씨

일부 방송이나 신문에서 봄철 이태리 포푸라나 버드나무 등에서 날리는 작은 솜 모양의 부유물을 꽃가루라고 보도한 적이 있다. 그런데 이것은 사실과 다르다. 실은 눈에 보이는 솜털 모양의 부유물은 꽃가루가 아니고 꽃씨이며, 사이즈가 크기 때문에 콧속이나 호흡기까지 접근하지 못한다. 일부 접촉성 알레르기를 일으킬 수 있으나 일반인들이 느끼고 있는 것과는 달리 호흡기 알레르기와는 무관하다.

풀(ragweed) 꽃가루에 의해 발생한 알레르기비염이다. 하지만 차츰 알레르기의 병리기전이 밝혀지면서 꽃가루도 천식과 결막염의 증상이 일어날 수 있다는 것을 알게 되었다. 따라서 증상으로 분류하기보다는 원인식물별로 분류하는 것이 더 합리적이라고 생각된다. 꽃가루는 식물마다 꽃가루를 날리는 계절이 다르므로 이러한 분류가 환자를 관리하기에 더 편리한 경우가 많기 때문이다.

꽃가루는 크게 나무(수목) 꽃가루, 잡초 꽃가루, 잔디(목초) 꽃가루로 분류하여 나무 꽃가루 알레르기, 잡초 꽃가루 알레르기, 잔디 꽃가루 알레르기로 분류하기도 한다. 실제로 한 가지 나무에 반응을 나타내는 환자는 다른 나무에 교차반응을 보이는 경향이 많은 반면, 알레르기식물의 분류상 다른 분류에 속하는 잡초와 잔디에는 반응을 보이는 경우가 적고 한 가지 잡초에 반응을 보이는 경우 역시 마찬가지의 성향을 보인다. 따라서 꽃가루 알레르기는 큰 분류를 근거로 명명하는 것이 바람직하다. 하지만 돼지풀과 같이 알레르기 환자가 많은 경우는 개별 식물로 명명하기도 한다.

알레르기 유발성과 증상의 범위는 꽃가루의 항원의 모양, 원칙적으로 풍매화로서 꽃가루의 양이 많고 날리기 쉬운 무게와 모양, 광범위한 분포, 생육밀도가 높은 경우 영향을 많이 받는 것으로 알려져 있다. 대기 중의 풍매화 꽃가루는 $20 \sim 50 \mu m$($1 \mu m$는 1백만분의 1m)로 비강이나 상기도의 점막에 침착되어 증상을 일으킨다. 꽃가루의 크기가 크면 눈과 코까지 도달할 수 있어 증상이 주로 눈과 코에 국한되기도 하지만 일부는 침이나 가래 등에 녹아 항원이 하부 호흡기까지 전달되어 기관지수축이나 염증반응 등을 초래하여 천식이 나타나기도 한다. 하지만 크기가 작으면 기관지의 증상도 함께 나타날 수 있고 항원구조와 조성에 따라 알레르기 유발성에 큰 격차가 나타난다.

대부분의 꽃가루 항원은 육안으로 식별이 어려울 정도로 크기가 매우 작아 호흡기에 도달하여 증상을 일으킬 수 있지만, 꽃가루가 눈에 보일 정도로 큰 것은 알레르기반응을 일으킬 가능성이 희박하다.

대기 중에는 여러 식물에서 생산되는 많은 꽃가루이 존재하는데, 이는 화초, 고초, 목초, 잡초, 수목 등에서 생성된다. 이 모든 꽃가루이 알레르기질환을 유발하는 것은 아니며, 각각의 수정 생리에 따라 인체의 질병발생과 연관이 있게 된다. 이러한 식물은 수정방법에 따라 크게 풍매화(風媒花)와 충매화(蟲媒花)로 나눌 수 있다. 충매화는 향기가 나고 모양이 아름다운 꽃으로 곤충을 유혹하여 꽃가루을 전파시키므로 꽃가루의 생산량이 적고 꽃가루이 크고 무거우며, 공기 중에 잘 부유하지 않아 알레르기질환을 유발하는 경우는 적다. 따라서 정원사나 원예가 등 특수한 직업의 경우에만 유발할 수 있다. 반면 풍매화는 바람에 의하여 꽃가루가 전파되고, 생산량이 많고, 크기가 작고 가벼우며, 공기주머니 등 특수한 기관들이 있어서 공기 중에 잘 날아다녀 호흡기 알레르기질환과 연관성이 많다.

이들 알레르기식물의 꽃가루들은 바람을 타고 크기에 따라 상당히 먼 거리를 여행하기 때문에 실제적으로 알레르기 원인이 되는 식물을 완전히 회피하기는 어렵다. 그러나 다행히 알레르기반응의 정도는 원인 꽃가루의 양과 비례하기 때문에 이들 꽃가루에 다량으로 노출되는 것을 피함으로써 알레르기 유발을 억제할 수 있다. 또한, 대부분 알레르기식물의 꽃가루가 날아다니는 시기는 꽃이 피는 시기와 연관되기 때문에 이들 꽃가루가 공중에 날리는 시기를 알고 있는 것이 꽃가루 알레르기 유발을 예방하는 데 중요한 역할을 하게 된다.

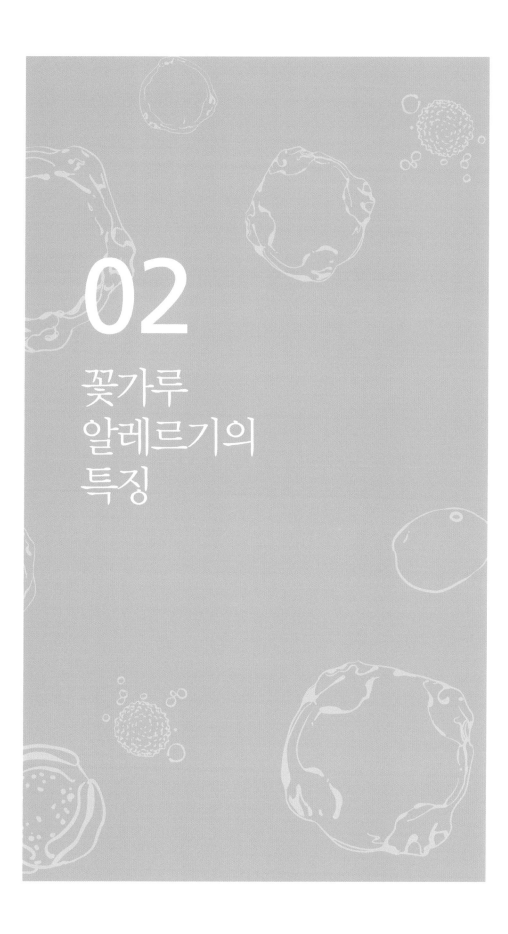

02

꽃가루
알레르기의
특징

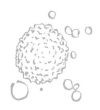

1. 꽃가루 알레르기는 언제 나타날까?

　우리나라에서 알레르기를 유발하는 꽃가루는 날씨, 특히 기온에 영향을 많이 받는다. 꽃가루는 영하의 날씨에는 날리지 않고, 영상 10℃ 이상에서 활발하게 날린다. 1년으로 보면 2월 중순부터 5월 말까지의 봄과 8월 중순부터 9월 말까지의 가을, 2번 정도가 절정기이다.

　봄과 여름에는 나무나 잔디 같은 초목류의 꽃가루가 알레르기를 일으키고, 늦여름이나 가을에는 돼지풀이나 쑥 등 잡초류의 꽃가루가 알레르기를 많이 일으킨다. 꽃이 드문 추운 겨울을 제외하면 꽃가루 알레르기는 항상 나타날 수 있다.

　미세한 꽃가루가 코나 입을 통해 호흡기로 들어가면 점막에 붙어 알레르기비염이나 결막염을 일으킬 수 있다. 이 꽃가루가 침이나 가래 등으로 분해되어 모세기관지나 폐에 도달하면 천식 등과 같은 증상을 일으키기도 한다. 모든 사람이 알레르기를 일으키는 것은 아니고 유전적 배경이 있는 사람이 잘 일으킨다. 예를 들어, 부모가 알레르기가 있으면 자식이 알레르기가 있을 확률이 60~80%이다.

　즉, 유전적인 배경을 가진 사람이 어느 특정 꽃가루에 과민반응을 보이는 것이 꽃가루 알레르기이다. 꽃가루 알레르기 환자라고 해서 모든 꽃가루에 알레르기를 보이는 것이 아니며, 특정 몇 가지 종류에만 반응을 보이는 경우가 많다. 예를 들어, 어떤 사람은 오리나무에만 알레르기를 일으키고, 어떤 사람은 돼지풀에만 알레르기를 일으킬 수 있다는 것이다.

2. 알레르기를 잘 일으키는 꽃가루는?

꽃가루는 알레르기 유발인자이다. 봄에는 화초, 고초, 목초, 잡초, 나무 등에서 만들어진 다양한 꽃가루가 공기 중에 떠다닌다. 하지만 모든 꽃가루가 알레르기를 일으키는 주범은 아니다. 일반적으로 식물은 수정방식에 따라 꽃가루의 특성이 달라지는데, 바람에 날리며 수정을 하는 꽃가루를 가진 풍매화가 알레르기를 일으키는 주범이다. 반면 바람에 날리지 않는 꽃가루를 가지는 충매화는 별 영향을 주지 못한다. 일반적으로 충매화는 백합이나 장미처럼 향기롭고 색깔이 화려하며, 풍매화는 눈에 띄지 않는 나무나 잡초 같은 풀 종류 식물이다.

왜 수정방식에 따라 알레르기 유발 정도가 달라질까? 이유는 간단하다. 충매화의 꽃가루는 크고 무거워서 공기 중에 잘 날리지 않는다. 그래서 곤충의 몸에 꽃가루를 잔뜩 묻게 해서 수정을 시도한다. 곤충이 여기저기 돌아다니면서 직접 꽃가루를 전달하므로 양도 많을 필요가 없다. 그래서 정원사나 원예가 등 특수한 직업의 사람을 제외하고는 충매화의 꽃가루로 알레르기질환을 겪는 경우는 드물다.

반면 풍매화는 작고 가벼우면서 양이 많다. 그렇기에 바람에 잘 날려 널리 흩어져야 수정 확률이 높아진다. 그럼 왜 풍매화가 알레르기를 잘 일으킬까? 우선 바람에 날리기 때문에 사람과의 접촉 가능성이 매우 높다. 즉 바람을 타고 호흡기에 쉽게 침입한다. 하지만 풍매화 중에도 알레르기를 덜 일으키는 것도 있다. 대표적인 예가 소나무이다. 소나무는 봄부터 여름까지 많은 양의 꽃가루를 날리지만 알레르기를 일으키는 경우는 드물다. 소나무의 단백질이 알레르기를 약하게 일으키는 것이지 꽃가루 크기 때문은 아니다. 하지만 일부는 꽃가루 크기와 밀접하게 관련이 있다. 알레르기를 유발하는 꽃가루는 보통 지름이 20~60㎛이다. 소나무는 지름이 44~65㎛이지만 증상 유발과는 거리가 있다.

꽃가루 관측망과 꽃가루 홈페이지 운영

꽃가루는 기상조건에 따라 계절적으로 발생하기 때문에 꽃가루에 의한 알레르기 발생도 꽃가루 유행시기의 기상상황에 따라 발생한다. 꽃가루에 의한 천식, 알레르기비염과 알레르기결막염 등의 발생빈도가 증가하고 있는 추세이며, 주 5일 근무에 따라 '꽃가루 알레르기 위험도 예보' 같은 고급 기상정보에 대한 수요도 확대되고 있다. 이러한 기상정보는 위험기상예보와는 달리 개인 맞춤형 및 지역 특화기상정보로서 그 필요성이 증대되고 있다.

이에 전국적인 꽃가루 관측망을 통해 꽃가루 예보의 기초자료가 되는 꽃가루 농도의 증감을 파악하여 알레르기 환자나 일반인들에게 (www.pollen.or.kr)에 자료를 올려 꽃가루 현황검색, 꽃가루 예상치, 꽃가루 자료실 등을 운영하고 있다(그림 1).

현재 꽃가루 관측망은 대한소아알레르기호흡기학회와 국립기상과학원에서 총 12개 지역에 설치되어 있다. 대한소아알레르기호흡기학회는 서울(한양대학교 병원), 경기지역(한양대학교 구리병원), 강원(강릉아산병원), 대구(대구가톨릭의대병원), 부산(부산성모병원), 광주(광주보훈병원), 전북(전주예수병원) 등 7곳이며, 국립기상과학원는 서울(기상청), 대전(대전지방기상청), 제주(제주대학교), 춘천(강원대학교)과 포항(김광우소아과의원) 등 5곳이다(그림 2).

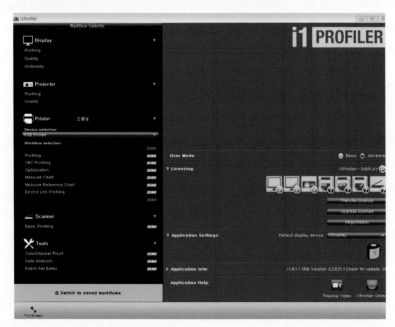

그림 1. 꽃가루 관련 홈페이지(www.pollen.or.kr)

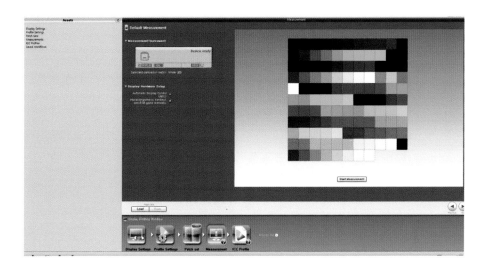

그림 2. 전국 꽃가루 채집망 분포

3. 꽃가루 분석 방법은 무엇일까?

공기 중에 날아다니는 꽃가루의 종류와 양은 공기 중에 있는 꽃가루를 채집기를 통하여 채집한 후 염색약으로 염색하고, 현미경을 통하여 분석한다. 꽃가루 채집은 현재 세계적으로 가장 많이 사용하고 있는 Burkard trap(7-day recording volumetric spore trap)을 이용한다. 이 설비는 내부 채집드럼이 있는데, 드럼에 멜리넥스 테이프 (Melinex tape)를 감아 그 표면에 글리세린(glycerin) 주성분의 접착액을 바르고, 채집 기에 장착을 하여 매 7일 간격으로 가동시킨 후 드럼을 교환한다.

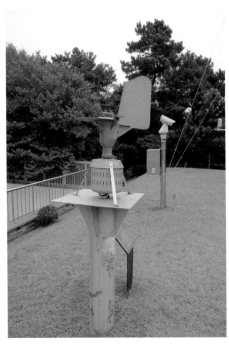

사진 1. 꽃가루 채집기(Burkard trap sampler)

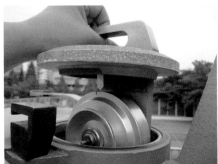

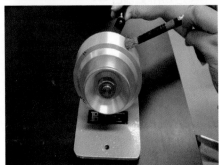

사진 2. 채집기 내부에 드럼교체하고 드럼에 Melinex tape를 감아 그 표면에 글리세린이 주성분인 접착액을 바르고 다시 채집기에 장착하여 7일간 꽃가루를 Melinex에 채집

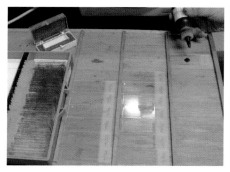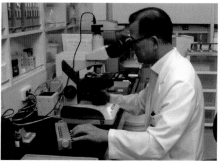

사진 3. 드럼에서 떼어낸 melinex tape를 1일당 크기(48mm)씩 잘라 염색약(Calberla's fuchsin stain)으로 염색하고 현미경 200~400배 배율에서 일일 꽃가루 종류와 양을 측정

　본 책에 소개된 꽃가루는 400배 배율에서 기록한 사진이며, 주사형 전자현미경 (Scanning electron microscope; SEM)의 사진은 각 꽃가루마다 다르게 측정되어 사진 아랫부분에 기록되어 있다.

꽃가루 구조에 따른 식물 종류 구별

꽃가루는 식물마다 독특한 구조를 가지고 있어, 이를 통하여 주변에 생육하고 있는 식물의 분포를 예측할 수 있다.

꽃가루 벽의 모양, 세포단위, 크기, 발아구(aperture)의 모양과 수, 꽃가루표면의 무늬모양 등을 참조하여 어느 식물의 꽃가루인가를 판단한다. 하지만 구별이 쉽지 않은 경우가 제법 있어 분자생물학적 구별방법까지 동원해야 하는 경우도 있다. 최근에는 꽃가루 알레르기와 식품 알레르기와의 연관성에 관한 연구도 많이 진행되고 있다.

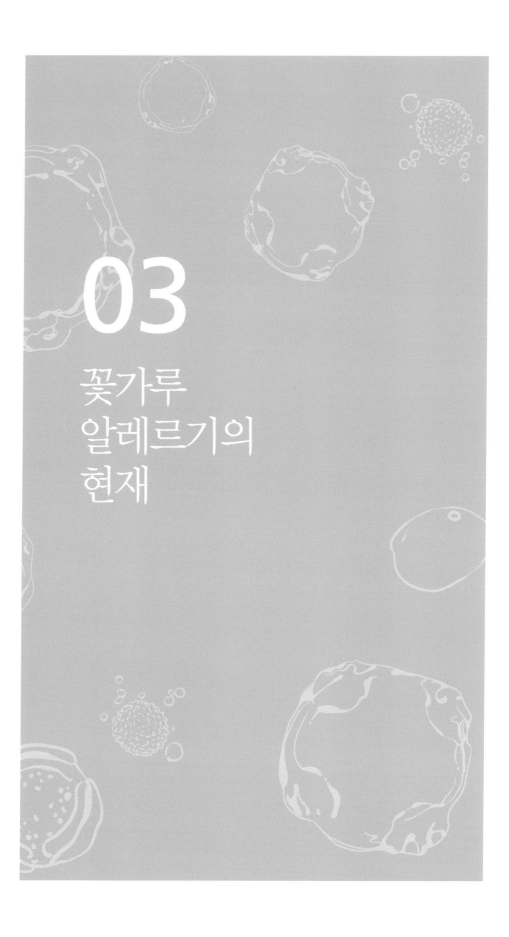

03

꽃가루
알레르기의
현재

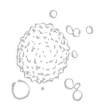

1. 어린이, 청소년과 꽃가루알레르기

우리나라는 대한소아알레르기호흡기학회 산하 꽃가루연구회의 주관으로 1997년부터 전국에서 알레르기를 일으키는 꽃가루 분포에 대해서 꾸준하게 연구하고 있다. 이 연구에 따르면 매년 몇 가지 꽃가루가 양적으로 증가하고 있는 것으로 나타났다. 특히 2000년대에 들어서면서 가을에 잡초류 꽃가루가 급증하고 있는데, 특히 환삼덩굴과 돼지풀, 단풍잎돼지풀 등이 주를 이루고 있다. 잡초류 꽃가루는 지역별로 차이가 약간 있으나 평균 8월 중순부터 9월 말까지 주로 나타났다. 이 시기에는 환삼덩굴, 돼지풀, 그리고 쑥의 꽃가루가 가장 많이 날아다닌다.

역학연구에 따르면 1980년대 초 우리나라에서는 약 5%만이 알레르기 증상을 보였으나, 1990년대 후반에는 약 15%, 2000년대 들어서는 20% 이상이 알레르기로 고생하는 것으로 조사됐다. 이 중 꽃가루 알레르기가 차지하는 비율이 약 30%이다. 연구결과 과거에는 꽃가루 알레르기가 청소년이나 성인에게 주로 나타나는 것으로 알려져 있었으나, 최근 생활이 서구화되면서 청소년뿐 아니라 초등학생 이하 연령까지도 꽃가루 알레르기 발병률이 높아지고 있다.

2. 공해와 꽃가루 알레르기

세계적으로 공해는 산업화 시대 이후 점차적으로 급증하게 된 자동차와 공장 등으로 인한 석유에너지 사용의 증가와 무분별한 토지 개발 등에 의해 이차적으로 일어나게 된 지구의 재앙으로 알려져 있다. 기후변화가 심화됨에 따라 직접적으로 영향을 미치는 이산화탄소(CO_2)와 오존(O_3) 등 온실효과 가스에 대한 연구가 증가하고 있다. 이 중에서도 이산화탄소는 농작물이나 식물들과 밀접한 관계가 있다. 이산화탄소 증가는 인간의 생리학적, 병리학적인 변화에도 중요한 영향을 미치게 되며 인간건강과 밀접한 관계가 있는 식물의 생리학적 변화도 유도하게 된다. 돼지풀, 환삼덩굴 같은 잡초류 번식의 증가와 이산화탄소의 상관성에 관한 연구는 그동안 많이 보고되어 왔다. 특히 이 돼지풀은 알레르기질환 증가와 매우 밀접한 연관성이 있는 식물이다.

돼지풀은 늦여름에서 가을철에 주된 꽃가루 알레르기를 일으키는 귀화식물이다. 북아메리카 원산으로 높이 30~180㎝로 1950년대 한국전쟁 당시 우리나라에 들어왔다는 설이 있지만 정확하지는 않다. 1970년대 후반부터 국내 경기도 동북부에서부터 급속도로 퍼지고 있는 번식력이 강한 잡초로 알려지면서, 환경부는 1999년 1월 7일로 '생태계 위해 외래 식물'로 지정하고 있다(환경부고시 제1999-1호). 이 식물은 국화과의 식물로서 양지바른 곳이면 어느 곳이든지 자라며, 주로 사람들이 거주하는 주택가 주변이나 산의 능선, 계곡, 휴경지 등에서 왕성히 자라 다른 식물들이 비집고 들어오지 못할 정도의 큰 무리를 이룬다. 돼지풀은 다른 식물과 달리 경쟁적으로 생태계를 침해하여 동종의 국내 토종 식물과의 생육을 방해한다. 국내에서는 주로 경기지역을 중심으로 생육하고 또 급증하고 있다. 이러한 번식 추세는 경기도를 중심으로 한 중북부에서 점차적 남부지역으로 확산되어 전국적으로 분포가 급증하고 있다. 이처럼 빠른 속도로 번식하고 있는 돼지풀이 최근 빠르게 감작되어 알레르기 환자에게 위험인자로 대두되고 있다.

이렇게 돼지풀의 분포가 전국적으로 급증하는 원인에 대한 여러 가능성은 크게 2가지 요인으로 분석하고 있다. 첫째, 인위적인 개발에 의한 영향이다. 경제가 발달하면서 국내 여러 지역에서 개발이 되는 한편, 농지나 임야가 공장이나 주택지로 바뀌면서 경작지는 줄고 유휴지가 늘어나게 되었다. 이러한 척박해진 토지에 토종 잡초보다 자생력이 좋은 돼지풀이 왕성하게 번식하게 되었고, 이 유휴지를 다시 개발하면서 흙 속에 있던 이들 돼지풀의 종자가 사람의 옷이나 물건 등에 붙어 차나 기차 등 운송수단을 따라 전국으로 번지게 된다고 추정하고 있다. 이와 같은 이동경로는 최근 유럽의 프랑스나 스위스에서 유고슬라비아나 체코 같은 개발도상국으로 돼지풀의 번식 경로에 대해서도 증명되고 있다.

둘째, 지구의 환경변화 또는 온실효과(greenhouse effect) 관련 영향이다. 보고에 따르면 대기 중 이산화탄소의 농도가 2배로 증가하게 되면 돼지풀의 생장은 61% 증가한다고 한다. 세계가 산업화하기 전보다 1990년대 이르러 지구의 이산화탄소의 농도는 29% 증가되었으며, 이런 추세는 2000년대에도 계속 증가되고 있다. 이러한 환경변화가 유럽에서 돼지풀의 증식에 중대한 영향을 미치는 것으로 보고되고 있다.

최근 돼지풀 꽃가루의 독성과 이산화탄소 농도와의 연구에 대해 보고가 많이 되고 있는데, 특히 미국 농림성 Ziska 박사는 이산화탄소 농도별로 돼지풀을 재배하는 온실을 만들어 실험적으로 이산화탄소 농도별 돼지풀의 꽃가루 농도 증가를 측정하여 지구 온난화와 온실효과, 알레르기 꽃가루증의 연관성을 연구한 바 있다. 일련의 연구를 통해 농도가 증가할수록 돼지풀의 꽃가루가 급증을 하고 이들의 알레르겐도 급증하는 것을 증명하였다. 한편 다른 연구에서는 돼지풀 외의 잡초류도 이산화탄소 농도에 따라 꽃가루수가 증가함을 증명하였다.

국내에서도 공해가 심한 도심과 비교적 이산화탄소 농도가 적은 농촌지역을 대상으로 돼지풀을 채집하였다. 그 결과 연구 기간 동안 공기 중에 채집되는 돼지풀의 꽃가루 농도는 통계적인 차이는 없었으나 이 시기에 필드에서 직접 채집한 돼지풀의 꽃가루 단백질의 비교에서 알레르겐 항원의 농도는 g당 5배 정도의 차이를 보였다.

표 1. 이산화탄소 농도와 돼지풀 꽃가루 항원 농도 간의 상관관계 비교(2007년)

대상지역	이산화탄소 농도(ppm)	꽃가루 항원 농도 (Amb a1) / μg protein
의정부 포천지역	220	630
서울 강남지역	515	3577

3. 기후변화와 꽃가루 알레르기

   알레르기 꽃가루의 변화를 연구 조사함에 있어서 기상요소와 꽃가루 농도의 관계를 살펴보는 것이 필수적이다. 이는 기상조건에 따라서 계절에 따른 식물의 개화시기가 결정되고 꽃가루의 농도가 그 영향을 크게 받기 때문이다. 이전의 연구에 따르면, 최근 잡초류 중 돼지풀의 꽃가루 농도가 증가하는 경향을 보이며, 알레르기 소아환자에서 이에 대한 감작률도 함께 증가하는 양상을 보였다. 환삼덩굴 역시 꽃가루 수가 급증하면서 돼지풀 못지않게 가을철의 중요한 알레르겐 중 하나로 대두되고 있으며, 기후변화 현상과 함께 국외에서도 이에 대한 관심이 증가하고 있다. 꽃가루 농도와 기상요소와의 관계에 대해서는 평균기온이 15~20℃, 강수량이 없을 때 꽃가루 농도가 최고치를 보였다. 15년간 꽃가루 농도의 지역별 장기추세분석 결과는 서울지역에서 꽃가루 농도가 증가하고 있는 양상을 보여주었다.

   기온의 영향을 고려할 때 생태학적, 의료적 문제가 될 수 있는 부분이 최근의 특징적인 환경변화인 기후변화이다. 특히 꽃가루 농도는 기상 현상에 따라 변한다. 이 중 기온과 강수가 꽃가루 양을 결정하는 데 가장 중요한 역할을 한다. 온도에 따른 꽃가루 분포를 살피면 주로 10~30℃ 사이에 꽃가루가 많아지는 것을 볼 수 있다. 그리고 비가 오지 않을 때도 많아졌다(그림 3, 4). 최근 세계적으로 기후변화에 관심이 많아지면서 지구 온난화와 관련된 연구가 한창이다. 지구 온난화로 꽃이 일찍 피고 늦게 지는 현상이 일어나면서 꽃이 피는 기간이 더 길어졌다. 따라서 알레르기를 일으키는 꽃가루에 노출되는 기간도 더 길어졌다. 이에 따라 전보다 알레르기비염이나 천식 등 알레르기질환이 급증한다고 보고 있다. 이에 대한 연관성을 구체적으로 파악하기 위해 세계적으로 다양한 연구가 진행 중이다.

   또 다른 원인으로 교통량의 증가와 아파트 건축, 공장 등에 따른 공기오염의 증가를 들 수 있다. 이로 인한 이산화탄소 등 식물이 필요로 하는 물질이 많아져 식물의 수가 증가하고 있다. 즉, 공해가 심하면 이산화탄소가 증가하게 되는데 이것은 돼지풀 같은 알레르기식물이 잘 자라게 되는 조건이 된다. 한편 아황산가스나 질산화항 등이 많으면 천식과 같은 호흡기 알레르기가 증가되는 것으로 연구 보고되고 있다. 결과적으로 알레르기질환이 늘어나는 좋지 않은 환경이 늘 것으로 추정된다. 이에 이를 예측할 수 있는 보건자료를 구축하고자 대한소아알레르기호흡기학회 꽃가루연구회와 국립기상과학원 응용기상연구실이 함께 공동으로 연구를 진행하고 있다.

이러한 꽃가루의 장기적인 증가추세에 있어서 기상요소의 역할이 어떠한지를 밝혀내기 위하여 최근 7년간의 기상요소를 연구조사하였다. 기상요소와 꽃가루 농도, 그리고 알레르기 환자들이 호소하는 증상지수와의 상관성 분석을 통해 꽃가루가 많이 분포하는 특정 조건을 밝혀내었고, 평균기온과 적산온도를 고려한 분석에서 꽃가루 증감과 함께 증상지수가 따라 변화하는 양상을 보였다(그림 5, 6). 반면, 7일 누적일조시간을 고려한 분석에서는 꽃가루 농도가 높은 경우 증상지수가 대체로 큰 값을 보였으나, 꽃가루 농도가 낮은 경우에도 증상지수가 큰 값을 보였다(그림 7). 이 결과는 꽃가루 농도가 높은 경우 천식으로 인한 입원이 증가하는데, 꽃가루 농도가 높은 당일보다는 2~3일 후에 천식 환자의 증상이 악화되는 경우가 많다는 것을 의미하며, 꽃가루 농도가 높은 날에만 증상지수가 높게 증가하지는 않는다는 것을 의미한다. 이 결과를 통해 꽃가루 농도는 기온의 영향을 직접적으로 받음을 알 수 있으며, 일조시간은 기온보다는 간접적인 영향을 미치는 것으로 판단된다. 그러나 3가지 기상요소 모두에서 꽃가루 농도와 유의한 상관관계를 보이지 않았고, 각 기상요소에 의한 꽃가루 농도와 증상 간의 회귀 분석 결과는 회귀식이 통계적으로 유의하지 않았다.

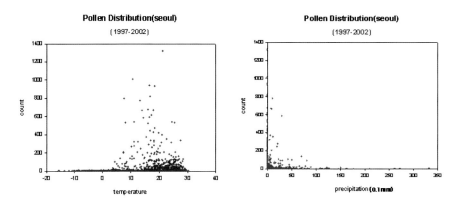

그림 3. 온도(왼쪽)와 습도(오른쪽)에 따른 꽃가루 분포. 온도는 10~30℃ 사이, 습도는 낮을 때 꽃가루가 많이 날린다

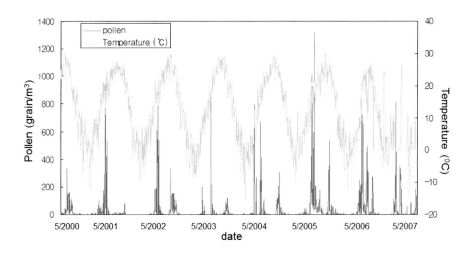

그림 4. 꽃가루 알레르기 농도와 평균기온과의 상관성

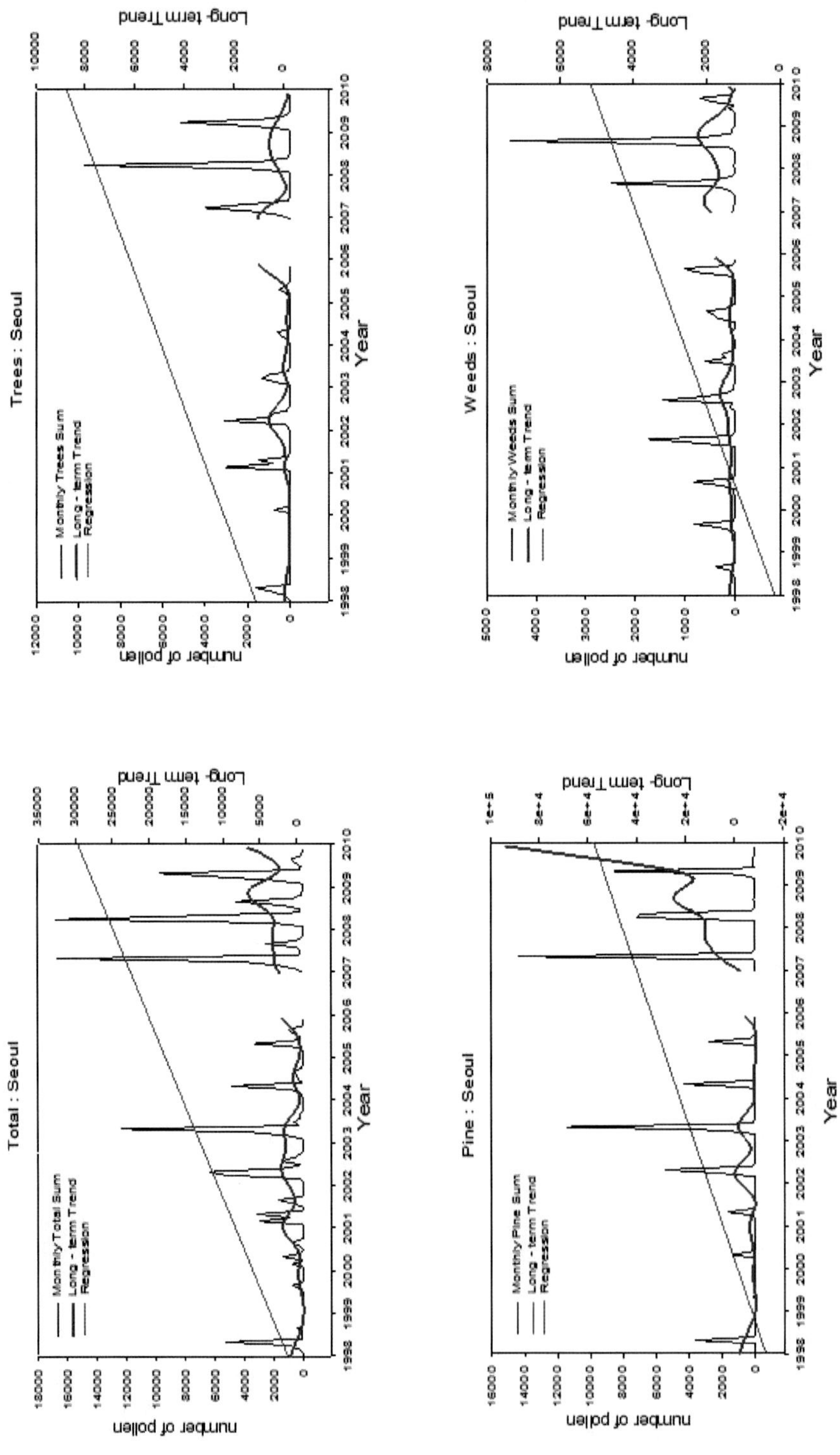

그림 5. 꽃가루 농도의 1998~2010년 분석(X11-ARIMA)

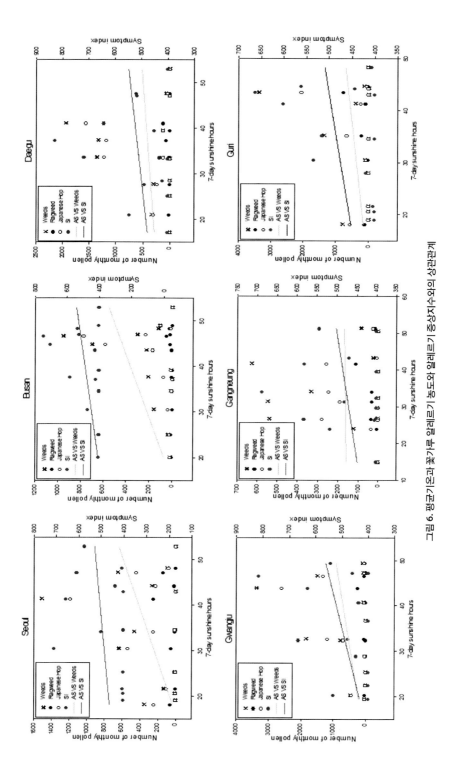

그림 6. 평균공기온과 꽃가루 알레르기 농도와 알레르기 증상지수와의 상관관계

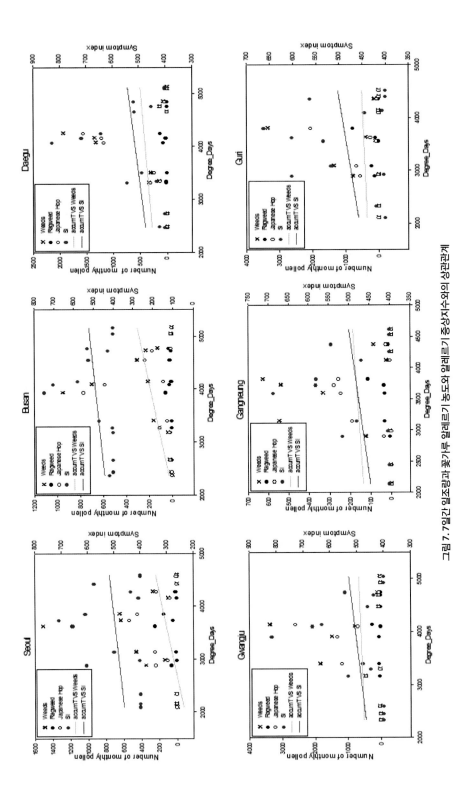

그림 7. 7일간 일조량과 꽃가루 알레르기 농도와 알레르기 증상지수와의 상관관계

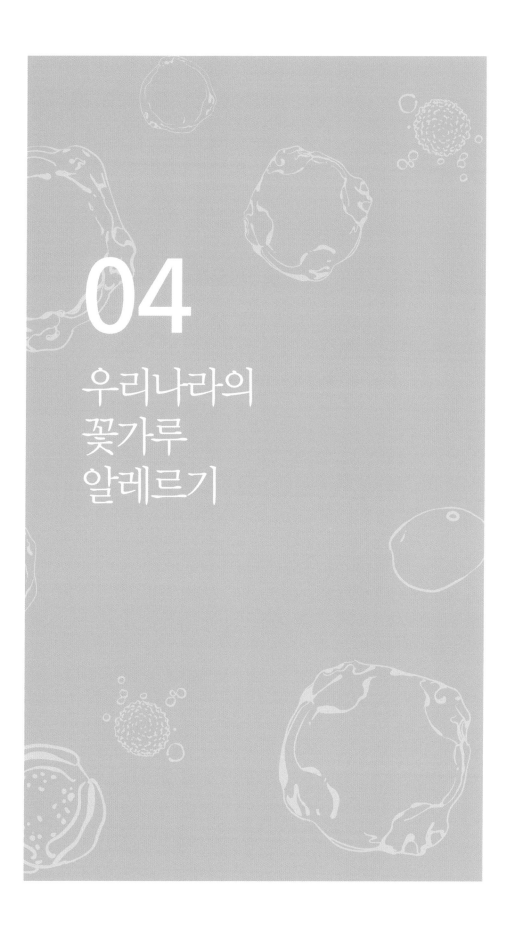

04

우리나라의
꽃가루
알레르기

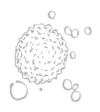

1. 우리나라의 지역별 꽃가루 알레르기식물 분포

국내에서 알레르기를 유발할 수 있는 꽃가루는 표 2에 정리하였다. 꽃가루는 날씨, 특히 기온과 밀접한 관계가 있어, 영상 10℃ 이상에서 활발하게 날아다닌다. 연 2회 절정기는 봄(3월 7일~3월 30일)과 가을(8월 12일~9월 21일)이며, 그 이후 현격히 감소한다. 종류별로는 2월 말부터 5월까지 수목류가 주를 이루며, 8~9월까지 돼지 풀과 쑥, 환삼덩굴 꽃가루가 주를 이룬다.

수목 꽃가루(tree pollen)로 주로 발견되는 것은 오리나무, 자작나무, 느릅나무, 소나무, 버드나무, 측백나무 꽃가루이다. 이들은 날아다니는 기간이 짧아 2월 말에 시작하여 6월 초까지 집중적으로 채집되고, 4월부터 5월 말까지 절정을 이룬다. 이 중 오리나무와 자작나무가 가장 먼저 발견되어 3월 말에서 4월 중순에 절정기를 이룬다. 소나무는 우리나라에서 가장 많이 발견되는 꽃가루이며, 3월부터 나타나기 시작하여 4월 말에서 5월 말 사이에 절정을 이루지만 알레르기 항원성은 낮다. 삼나무와 측백나무의 꽃가루은 서로 유사하여 광학현미경으로 구분하기는 어려워 개화하는 시기와 꽃가루가 날리는 시기를 고려하여 구별하게 되고, 특히 삼나무 꽃가루는 방풍림 등으로 대량 식재된 제주도의 경우 대부분은 2월 하순부터 관찰되었고, 특히 최근 일본에서도 많이 날아오는 것으로 추정되는데 일본 삼나무 꽃가루의 수가 제주, 광주 등 남부지역에서 급증하고 있으며, 측백나무나 노간주나무는 3월 초부터 관찰된다.

목초 꽃가루(grass pollen)는 벼과(화본과; Gramiceae)와 사초과(Cyperaceae) 식물로 이루어져 있고 광학현미경상 형태적으로 각 목초 꽃가루 간에 구별이 어려울 뿐만 아니라 알레르기 항원성도 비슷하다. 대개 이들의 꽃가루가 날리는 시기는 6월 초부터 시작하여 8월 중순에서 9월 말에 절정을 이루고 있다. 우리나라 전국적으로 꽃가루가 그리 많이 날리지 않아 목초류에 대한 알레르기 환자는 비교적 적은 편이다.

잡초 꽃가루(weed pollen)는 수많은 과(family)로 이루어져 있는데, 대부분은 꽃이 빈약한 풍매화지만 일부 충매화도 속해 있다. 우리나라는 물론 유럽, 북미에서도 꽃가루 알레르기를 일으키는 가장 강력한 식물로 알려져 있으며, 가을철 꽃가루 알레르기의 가장 흔한 원인식물이다. 도시나 도시근교의 산자락, 개간지 빈터, 길가 작은 하천변 등지에서 집단으로 자생하여 자란다. 대기 중에 날아다니는 꽃가루는 8월 말부터 10월 중순 사이 절정에 달한다. 강한 알레르기 항원성을 가진 식물인 국화과의 돼지풀과 단풍잎돼지풀, 쑥이 흔히 관찰되고 최근에는 환삼덩굴이 급증하고 있는 추세이며 이밖에도 명아주, 비름 등의 꽃가루도 종종 발견된다.

표 2. 알레르기 유발식물 목록

과명	한국명	영명	학명
Fagaceae 참나무과	상수리나무	Oriental chestnut oak	*Quercus acutissima* Carruth.
	떡갈나무	Daimyo oak	*Q. dentata* Thunb.
	굴참나무	Oak	*Q. variavilis* Bl.
	갈참나무	Oriental white oak	*Q. aliena* Bl.
	신갈나무	Mongolian oak	*Q. mongolica* Fisch. ex Ledeb.
	너도밤나무	Beech	*Fagus engleriana* Seem. ex Diels
Betulaceae 자작나무과	자작나무	Birch	*Betula platyphylla* var. *japonica* H.
	오리나무	Alder	*Alnus japonica* (Thunb.) Steud.
	개암나무	Hazelnut	*Corylus heterothylla* Fisch. ex Trautv.
Salicaceae 버드나무과	버드나무	Korean willow	*Salix koreensis* Ander.
	이태리포플러	Italian poplar	*Populus euramericana* Guinier
Ulmaceae 느릅나무과	느릅나무	Japanese elm	*Ulmus davidiana* var. *japonica* Nakai
	팽나무	Hackberry	*Celtis sinensis* Persoon
Moraceae 뽕나무과	뽕나무	Mulberry	*Morus alba* L.
Platanaceae 버즘나무과	양버즘나무	Planetree	*Platanus occidentalis* L.

Aceraceae 단풍나무과	단풍나무	Maple	*Acer palmatum* Thunb.
Juglandaceae 가래나무과	호두나무	Walnut	*Juglan sinensis* Dode
Oleaceae 물푸레나무과	물푸레나무	Korean ash	*Fraxinus rhynchophylla* Hance
Taxodiaceae 낙우송과(삼나무과)	삼나무	Japanese cedar	*Cryptomeria japonica* (L. f) D. Don
Pinaceae 소나무과	소나무	Pine	*Pinus densiflora* Siebold & Zucc.
Asteraceae 국화과	돼지풀 단풍잎돼지풀 둥근잎돼지풀 쑥 산쑥 쑥종류 쑥종류 쑥종류	Common ragweed Giant ragweed Sagegrush Wormwood Mugwort	*Ambrosia artemisiifolia* L. *A. trifida* L. var. *trifida* *A. trifida* for. *integrifolia* (Muhi.) Fern. *Artemisia princeps* Pamp. *A. montana* (Nakai) Pamp. *A. tridentata* Nutt. *A. absinthium* L. *A. vulgaris* L.
Amaranthaceae 비름과	비름 털비름 개비름 청비름	Green amaranth Wild amaranth Slender amaranth	*Amaranthus mangostanus* L. *A. retroflexus* L. *A. lividus* L. *A. viridis* L.
Chenopodiaceae 명아주과	명아주 양명아주 취명아주 청명아주	Goosefoot Mexican tea	*Chenopodium album* var. *centrorubrum* Makino *C. ambrosioides* L. *C. glaucum* L. *C. bryoniaefolium* Bunge
Cannabaceae 삼과	환삼덩굴	Japanese hop	*Humulus japonicus* Siebold et Zucc.
Plantaginaceae 질경이과	질경이 창질경이 왕질경이	Asian plantain English plantain	*Plantago asiatica* L. *P. lanceolata* L. *P. major* var. *japonica* (Fr. & Sav.) Miyabe
Polygonaceae 마디풀과	수영 애기수영 소리쟁이	Common sorrel Sheep sorrel Curly dock	*Rumex acetosa* L. *R. acetosella* L. *R. crispus* L.
Urticaceae 쐐기풀과	쐐기풀	Nettle	*Urtica thunbergiana* Siebold et Zucc.
Gramiceae 벼과	잔디 우산잔디 큰조아재비 오리새	Lawngrass Bermuda grass Timothy grass Orchard grass	*Zoysia japonica* Steud. *Cynodon dactylon* (L.) Pers. *Phleum pratense* L. *Dactylis glomerata* L.

2. 우리나라의 꽃가루 분포 시기

일반적으로 꽃가루는 2월 중순부터 5월 말까지의 봄과 8월 중순부터 9월 말까지의 가을, 2번 정도가 절정기이다. 봄에는 수목류, 여름에는 잔디와 같은 초목류의 꽃가루가 알레르기를 일으키고, 늦여름이나 가을에는 돼지풀, 환삼덩굴이나 쑥 등 잡초류의 꽃가루가 알레르기를 많이 일으킨다.

3. 시기별 꽃가루 달력

꽃가루가 날리는 시기는 지역마다 약간의 차이가 있다. 소나무 꽃가루는 서울·경기지역에서는 5월 초부터 꽃가루가 나타나기 시작하면서 5월 중순부터 말까지 절정을 이루는 반면, 강릉과 대구지역에서는 4월 중순부터 꽃가루나 나타나기 시작하여 5월 내내 높은 농도를 보이다가 6월 초부터 감소되는 경향을 보인다. 광주와 부산지역은 4월 초부터 나타나기 시작하여 5월 중순에 절정을 이루고 5월 말이면 감소한다. 참나무 꽃가루는 서울·경기지역과 강릉지역이 다른 지역에 비해 농도가 높은 경향을 보이고, 소나무와 유사한 시기에 꽃가루가 날린다. 자작나무 꽃가루는 참나무와 유사한 경향을 보이지만 전국적으로 조금 일찍 나타나며 농도도 참나무보다는 적다. 노간주, 측백나무 꽃가루는 서울·경기지역에서 2월 말부터 나타나기 시작하여 3월에 절정을 이루는 반면 부산, 광주지역은 2월 중순부터 나타나기 시작하고 3월 말까지 절정을 이룬다. 제주지역에서는 일본삼나무 꽃가루가 2월 초부터 나타나기 시작하여 2월 중순부터 3월 중순까지 절정을 이루고 최근 급증하는 경향을 보이고 있다. 잡초류의 경우 환삼덩굴 꽃가루는 대구, 부산, 광주지역 등 남부지역에서 8월 초부터 나타나다가 8월 중순에서 말까지 절정을 이룬다. 최근 서울·경기지역에도 급증하는 경향을 보이고 있다. 돼지풀과 쑥 꽃가루는 8월 초부터 나타나고 8월 중순에 절정을 이룬 후 9월 초에 감소한다(그림 8~13).

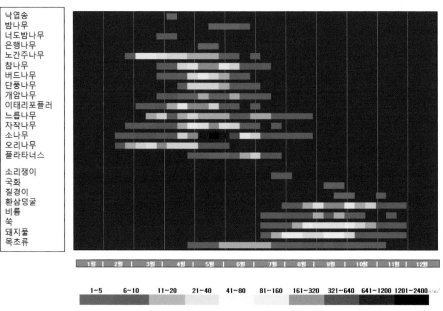

그림 8. 서울 · 경기지역 꽃가루 달력

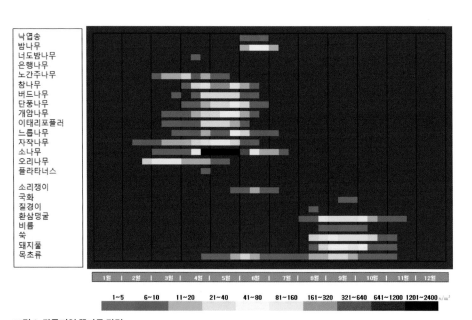

그림 9. 강릉지역 꽃가루 달력

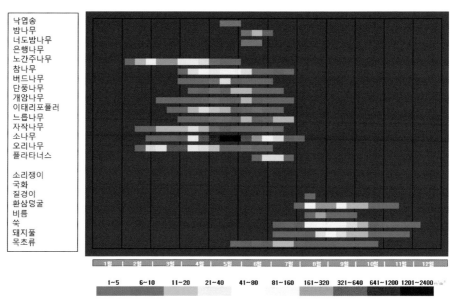

그림 10. 부산지역 꽃가루 달력

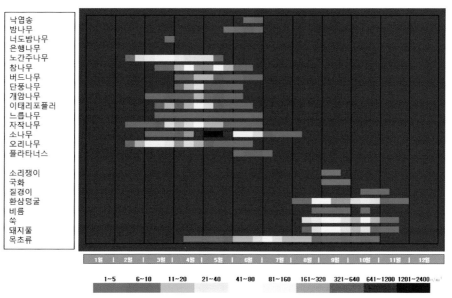

그림 11. 광주지역 꽃가루 달력

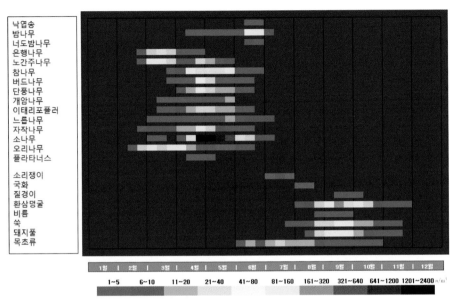

그림 12. 대구지역 꽃가루 달력

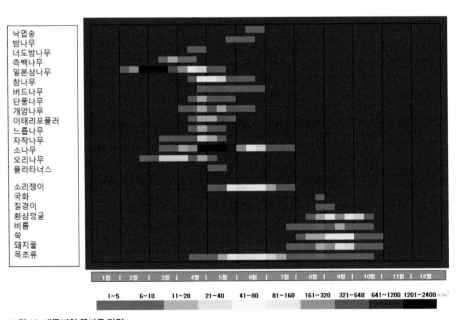

그림 13. 제주지역 꽃가루 달력

4. 한국 꽃가루알레르기의 발자취

16세기 Valleriaus에 의해 알레르기비염에 대해 언급한 문서가 발견된 이래 1565년 Botallo가 알레르기비염 증상에 대해 'rose catarrh'라는 문구를 최초 언급했다. 그 이후 1819년 영국의사 John Bostock에 의해 알레르기비염 증상을 'Catarrhus Aestivus (summer season catarrh)' 하고 명명하고 이것이 매년 오래 반복되면 'hay fever'로 진행될 수 있다고 발표하였다. 그러나 당시 Bostock은 정확히 꽃가루가 알레르기비염의 원인이 된다는 것에 대해서 밝히지는 못했다. 그 후 19세기에 들어서면서 Nehemia Grew가 저술한 『The anatomy of plants』에서 꽃가루가 알레르기(화분증, Pollinosis)의 원인이 될 수 있다고 처음 기술하게 된다. 그 이후 서서히 꽃가루알레르기에 대한 실체가 밝혀지게 되는데, 1850년 독일에서 Philipp Phoebus가 날씨가 더워지면 꽃가루알레르기 발병률이 증가한다고 발표하면서 처음으로 날씨와의 연관성에 대해 발표하게 된다. 마침내 1859년 Charles Blackley에 의해 '꽃가루알레르기' 증상에 대해 명확히 서술되었다. 20세기에 접어들면서 유럽 각 나라마다 꽃가루에 대한 연구가 진행되면서 1950년대 말부터 미국과 유럽 각지에서 공중화분에 대한 역학적 연구가 계속되어 발표되어 각 나라마다 꽃가루 농도를 측정하기 시작했고 알레르기 발병률과의 연관성에 대해 보고하게 된다. 1980년 이후 화분과 알레르기 및 호흡기질환과의 연관성에 대한 많은 연구가 보고되면서 이를 근거로 꽃가루의 추출물을 이용하여 임상적으로 피부시험, 혈청의 특이 면역글로부린 E 등을 검사하고 면역치료 등에 이용하고 있다. 한편 나라별로 꽃가루 농도에 대한 연간 자료를 수집하여 화분지도와 달력을 제작하여 연보를 보고하기 시작하면서 최근에는 인터넷 시대에 접어들면서 웹사이트에 올려 일반인이나 환자들에게 정보를 제공하고 있다(표 3).

우리나라에서는 1980년대 초 서울대 의대 강석영 교수, 연세대 의대 이상용 교수에 의해 우리나라 꽃가루 분포에 대한 조사가 대한천식알레르기학회 학술대회에서 보고하였다. 그 이후 서울대 의대 민경업 교수와 연세대 의대 홍천수 교수에 의해 각종의 꽃가루알레르기에 대한 증례가 보고된 이후 대구, 부산, 목포, 제주 등 여러 연구팀에서도 꽃가루알레르기에 대한 분포와 증례들을 보고를 하였다. 1988년 서울올

림픽 기간 동안 홍천수 교수에 의해 서울지역에서의 꽃가루 농도를 측정하여 학술지 '알레르기'에 꽃가루 분포를 보고하였다. 1990년대에 들어 꽃가루 추출물을 이용하여 임상적으로 알레르기 환자에 대한 연구가 지속되어 꽃가루 알레르겐의 임상적인 중요성을 증명하고자 하였다. 한편 소아에서 꽃가루 알레르기가 알레르기비염뿐 아니라 천식 등 알레르기질환의 원인이 될 수 있다는 연구결과가 보고되면서 이에 관심이 늘어나게 된다. 1995년 경기도 한양대학교 구리병원에서 Rotarod sampler를 이용하여 꽃가루채집을 시작하게 되었다. 동시에 대한소아알레르기호흡기학회에 의해 전국 소아의 알레르기질환에 대한 역학조사가 실시되면서 1996년 2년간 서울지역 8개 병원에서 화분조사가 시행되었다. 이를 계기로 1997년 대한소아알레르기호흡기학회 산하 화분연구회가 발족되면서 공식적으로 전국 10개 지역의 꽃가루 농도에 대한 연구로 확산되기 시작했다. 마침내 1998년 일본알레르기학회 공식 영문학술지인 <Allergology Internationale>에 서울지역의 꽃가루 분포에 대한 논문이 국내에서 최초로 영문으로 게재되었다.

2000년에 들어서면서 우리나라에서도 공해와 기후변화 등으로 알레르기비염이나 알레르기결막염, 천식 그리고 아토피피부염 등 꽃가루와 관련된 알레르기 환자들이 급증하면서 성인뿐 아니라 어린이·청소년에게서도 꽃가루 감작률이 증가하였고 게다가 이전보다 감작되는 나이가 점차적으로 내려가게 되었다. 이러한 배경으로 국내외적으로 꽃가루에 대한 사회적인 관심이 높아지게 되면서 이로 인해 발생되는 알레르기를 감소시키기 위해 꽃가루 예보, 꽃가루 지도, 꽃가루달력에 대한 필요성이 강조되었다. 이런 배경으로 2005년 대한소아알레르기호흡기학회 화분연구회에서는 알레르기 전문의뿐 아니라 알레르기 환자나 일반인들도 활용할 수 있도록 독자적인 홈페이지(www.pollen.or.kr)를 개설하여 운영하고 있다.

2006년 대한소아알레르기호흡기학회와 국립기상과학원은 국민 건강에 대한 알레르기 유발 꽃가루의 위험성을 공감하고 이에 대해 대국민 꽃가루 예보시스템을 개발하기로 합의하고 이에 서로 정보 공유를 위한 MOU를 체결하였다. 이에 대한 성과로 2012년부터 국립기상청 홈페이지에 꽃가루 예보를 실시하게 되었고 보다 나은 알레르기환자 맞춤형 예보제가 되기 위해 보완 연구를 지속하고 있다. 한편 2012년 한국이 아시아태평양 알레르기임상면역학회(APAACI)의 Aerobiology committee의 대표 국가로 선정되면서 다른 아시아 태평양국가들에게도 꽃가루 예보제와 꽃가루 정보를 제공하기 위해 영문 홈페이지도 개발하여 함께 운영하고 있다.

5. 한국의 꽃가루알레르기에 관한 발표와 논문들

홍천수, 허갑범, 이상용. 늦여름 - 초가을 화분증. 대한천식알레르기학회(구 대한알레르기학회), 천식 및 알레르기 1981 p160.

민경업, 문희범, 강석영. 서울에서의 공중화분 분포에 관한 연구. 대한천식알레르기학회(구 대한알레르기학회), 추계학술대회 초록집, 1983 p95.

송영욱, 문희범, 강석영. 화분증 환자 16례에 관한 임상적 관찰. 대한천식알레르기학회(구 대한알레르기학회), 추계학술대회 초록집 1983 p95-96

이인걸, 조현숙, 김항재, 김능수. 화분증 환자에 관한 임상적 관찰. 대한천식알레르기학회(구 대한알레르기학회), 추계학술대회 초록집 1983 p96.

송영욱, 문희범, 강석영. 화분증 환자에 관한 임상적 관찰. 알레르기 1983;3:168-74.

홍천수, 오승헌, 이현철, 허갑범, 이상용. 1984년도 서울 서부지역 대기 중의 화분에 대한 조사연구. 대한천식알레르기학회(구 대한알레르기학회), 추계학술대회 초록집 1984 p99.

황규태, 신종우. 부산에 있어서의 공중화분 분포. 대한천식알레르기학회(구 대한알레르기학회), 추계학술대회 초록집 1984 p99-100.

남동기, 박해심, 오승헌, 홍천수. 환삼덩굴 화분 추출액에 의한 기관지 천식 2예. 알레르기 1987;7:224-9.

강신욱, 박해심, 홍천수. 피부단자시험 판정 기준별 RAST 성적의 비교 관찰. 알레르기 1988;8:225-35.

서현숙, 박윤호, 맹번정, 이영철. 경인지역 소아 호흡기 알레르기 환자에서의 피부시험 성적. 알레르기 1988;8:271-8.

김명수, 김기우, 최지영, 목차수, 장석일, 강석영. 국화과 식물에 의한 화분증 3예. 알레르기 1989;9:63-8.

윤여운, 이미경, 박해심, 홍천수. 알레르기 환자에서 시행한 피부단자시험과 혈청 IgE 검사 성적. 알레르기 1989;9:385-98.

민경업. 화분증. 알레르기 1991;11:381-5.

박해심. 화분알레르기 II-그 임상. 알레르기 1991;11:509-19.

송광선, 이남호, 이수곤, 홍천수. 두드러기 쑥에 의한 기관지 천식. 알레르기 1993;13:46-54.

Park HS, Kim MJ, Moon HB. Antigenic relationship between mugwort and ragweed pollens by crossed immunoelectrophoresis. J Korean Med Sci 1994;9:213-7.

이수영, 홍창호. 소아의 화분알레르기(I). 소피시험상 집먼지 진드기 음성인 화분증 환자의 임상 및 면역학적 특성. 소아알레르기 및 호흡기 1996;6:92-112.

오재원. 서울 및 경기지역의 공중화분 및 공중진균 분포에 관한 연구. 소아알레르기 및 호흡기 1997;7:64-5.

Oh JW, Lee HB, Lee HR, Pyun BY, Ahn, Kim KY, et al. Aerobiological study of pollen and mold in Seoul, Korea. Allergology Internationale 1998:47:263-70.

Oh JW, Lee HL, Kim JS, Lee KI, Kang IJ, Kim SW, et al. Aerobiological study of pollen and mold in the 10 states of Korea. Pediatr Allergy Respir Dis, 2000:10;22-33.

Oh JW, Kang IJ, Kim SW, Kook MH, Kim BS, Shin KS, et al. The correlation between increased sensitization rate to weeds in children and the annual increase in weed pollen in Korea. Pediatr Allergy Respir Dis, 2006:16;114-21.

오영철, 김현아, 정지태, 강임주, 김성원, 박강서, 김봉성, 국명희, 이하백, 오재원. 꽃가루농도와 알레르기 유발과의 연관성 연구 소아알레르기 호흡기 2009;19:354-64.

Oh JW. Development of pollen concentration prediction models. J Korean Med Assoc 2009;52:579-91.

Lee JW, Choi GS, Kim JE, Jin HJ, Kim JH, Ye YM, et al. Changes in sensitization rates to pollen allergens in allergic patients in the southern part of Gyeonggi province over the last 10 years. Korean J Asthma Allergy Clin Immunol 2011;31:33-40.

Oh JW, Lee HB, Kang IJ, Kim SW, Park KS, Kook MH, et al. The revised edition of Korean calendar for allergenic pollens. Allergy Asthma Immunol Res 2012;4:5-11.

Park SH, Lim DH, Son BK, Kim JH, Song YE, Oh IB, et al. Sensitization rates of airborne pollen and mold in children. Korean J Pediatr 2012;55: 322-9.

Kim JH, Oh JW, Lee HB, Kim SW, Kang IJ, Kook MH, et al. Changes in sensitization rate to weed allergens in children with increased weeds pollen counts in Seoul metropolitan area. J Korean Med Sci 2012;27:350-5.

표 3. 세계 각국의 가장 흔한 꽃가루 알레르기 식물

	1	2	3	4
한국	돼지풀속 *Ambrosia*, Ragweed	쑥속 *Artemisia*, Wormwood	참나무속 *Quercus*, Oak	소나무속 *Pinus*, Pine
일본	삼나무속 *Cryptomeria*, Japan cedar	환삼덩굴 *Humulus*, Hop J	돼지풀속 *Ambrosia*, Ragweed	오리새속 *Dactylis*, Orchard grass
중국	쑥속 *Artemisia*, Wormwood	돼지풀속 *Ambrosia*, Ragweed	버즘나무속 *Platanus*, Plane	닥나무속 *Brousonetia* Paper mulberry
태국	수수새속 *Sorghum*, Johnson grass	아카시아속 *Acacia*, Acacia	오리새속 *Dactylis*, Orchard grass	우산잔디속 *Cynodon*, Bermuda grass
사우디 아라비아	우산잔디속 *Cynodon*, Bermuda grass	수송나물속 *Salsora*, Rusian thistle	프로소피스속 *Prosopis*, Mesquite	명아주속 *Chenopodium*, Lamb's Quarters
아랍 에미리트	프로소피스속 *Prosopis*, Mesquite	벼과 Poaceae, Grass Mix	사시나무속 *Populus*, Poplar	명아주속 *Chenopodium*, Lamb's Quarters
수단	명아주속 *Chenopodium*, Lamb's Quarters	수송나물속 *Salsora*, Rusian thistle	우산잔디속 *Cynodon*, Bermuda grass	갯능쟁이속 *Atriplex*, Annual saltbush
그리스	벼과 Poaceae, Grass Mix	올리브나무속 *Olea*, Olive	개물통이속 *Parietaria*, Pellitory	쑥 *Artemisia*, Mugwort
헝가리	돼지풀속 *Ambrosia*, Ragweed	쑥 *Artemisia*, Mugwort	벼과 Poaceae, Grass Mix	자작나무속 *Betula*, Birch
독일	자작나무속 *Betula*, Birch	벼과 Poaceae, Grass Mix	개암나무속 *Corylus*, Hazel	오리나무속 *Alnus*, Alder
덴마크	벼과 Poaceae, Grass Mix	자작나무속 Betula, Birch	개암나무속 Corylus, Hazel	오리나무속 Alnus, Alder
이태리	개물통이속 *Parietaria*, Pellitory	올리브나무속 *Olea*, Olive	벼과 Poaceae, Grass Mix	자작나무속 *Betula*, Birch

프랑스	벼과 Poaceae, Grass Mix	올리브나무속 *Olea*, Olive	개암나무속 *Corylus*, Hazel	쿠푸레수스속 *Cupressus*, Cypress
스페인	오리새속 *Dactylis*, Cocksfoot/ Orchardgrass	올리브나무속 *Olea*, Olive	버즘나무속 *Platanus*, London plane tree	사시나무속 *Populus*, White poplar
터기	벼과 Poaceae, Grass Mix	명아주-비름속 *Chenopodium- Amaranthus*	질경이속 *Plantago*, Plantain	올리브나무속 *Olea*, Olive
스웨덴	자작나무속 *Betula*, Birch	오리나무속 *Alnus*, Alder	개암나무속 *Corylus*, Hazel	너도밤나무속 *Fagus*, Beech
미국 중부	돼지풀속 *Ambrosia*, Ragweed	도꼬라미속 *Xanthium*, Cocklebur	향기풀속 *Anthoxanthum*, Sweet vernal grass	이바속 *Iva*, Marshelder
미국 서부	오리새속 *Dactylis*, Cocksfoot/ Orchardgrass	호밀풀 *Lolium*, Perenneal rye grass	올리브나무속 *Olea*, Olive	비름속 *Amatanthus*, Careless weed
영국	벼과 Poaceae, Grass Mix	개물통이속 *Parietaria*, Pellitory	올리브나무속 *Olea*, Olive	자작나무속 *Betula*, Birch
멕시코	물푸레나무속 *Fraxinus*, White ash	참나무속 *Quercus*, Oak	프로소피스속 *Prosopis*, Mesquite	포아풀속 *Poa*, Kentucky blue grass
아르헨티나	쥐똥나무속 *Ligustrum*, Privet	우산잔디속 *Cynodon*, Bermuda grass	포아풀속 *Poa*, Annual meadow grass	수수새속 *Sorghum*, Sorghum
호주	호밀풀속 *Lolium*, Rye grass	돼지풀속 *Ambrosia*, Ragweed	참새피속 *Paspalum*, Dallis grass	우산잔디속 *Cynodon*, Bermuda grass
남아프리카 공화국	우산잔디속 *Cynodon*, Bermuda grass	참새그령속 *Eragrostis*, Boer Love grass	옥수수 *Zea*, Maize	향기풀속 *Anthoxanthum*, Sweet vernal grass

* 각 나라 내에서 꽃가루 알레르기 식물의 분포가 차이가 날 수 있음.

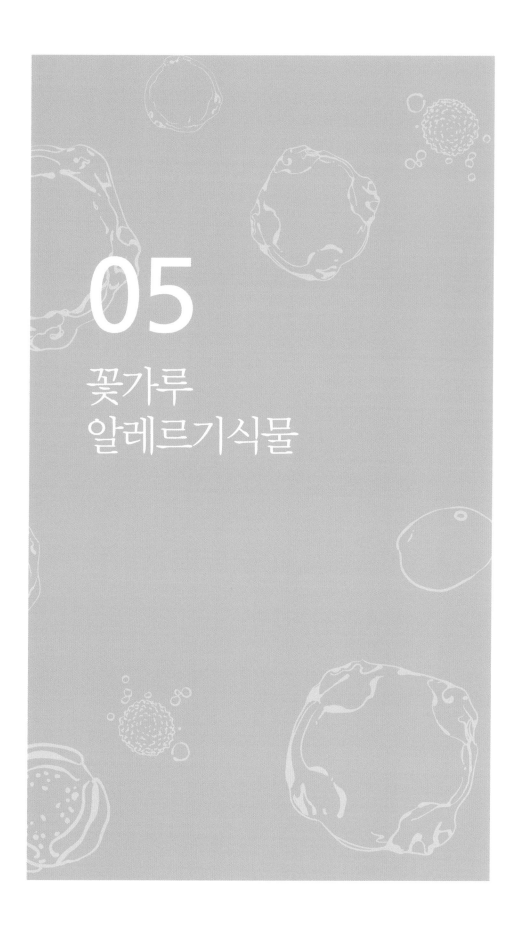

05

꽃가루
알레르기식물

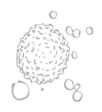

식물분류학적 체계에 따른 알레르기 유발식물 목록

나자식물

소나무과(Pinaceae)

전나무속(*Abies*): 전나무

개잎갈나무속(*Cedrus*): 개잎갈나무

잎갈나무속(*Larix*): 잎갈나무, 일본잎갈나무

소나무속(*Pinus*): 소나무, 잣나무, 리기다소나무

측백나무과(Cupressaceae)

편백속(*Chamaecypais*): 편백, 화백

삼나무속(*Cryptomeria*): 삼나무

향나무속(*Janiperus*): 노간주나무, 향나무

메타세쿼이아속(*Metasequoia*): 메타세콰이어

측백나무속(*Platycladus*): 측백나무

낙우송속(*Taxodium*): 낙우송

피자식물

목련강(Class Magnoliopsida)

조록나무아강(Subclass Hamamelidae)

버즘나무과(Platanaceae)

버즘나무속(*Platanns*): 양버즘나무, 버즘나무, 단풍버즘나무

느릅나무과(Ulmaceae)

느릅나무속(*Ulmus*): 느릅나무, 참느릅나무, 왕느릅나무, 미국느릅나무

시무나무속(*Hemiptelea*): 시무나무

느티나무속(*Zelkova*): 느티나무

팽나무과(Celtidaceae)

팽나무속(*Celtis*): 팽나무, 산팽나무, 왕팽나무

마디풀과(Polygonaceae)

메밀속(*Fagopyrum*): 메밀

소리쟁이속(*Rumex*): 수영, 애기수영, 소리쟁이

오아과아강(Subclass Dilleniidae)

피나무과(Tiliaceae)

피나무속(*Tilia*): 피나무, 찰피나무

버드나무과(Salicaceae)

버드나무속(*Salix*): 버드나무, 수양버들, 능수버들, 왕버들, 호랑버들, 갯버들

사시나무속(*Populus*): 이태리포플러, 양버들, 사시나무

장미아강(Subclass Rosidae)

단풍나무과(Aceraceae)

단풍나무속(*Acer*): 단풍나무, 당단풍, 네군도단풍

국화아강(Subclass Asteridae)

질경이과(Plantaginaceae)

질경이속(*Plantago*): 질경이, 창질경이, 왕질경이

물푸레나무과(Oleaceae)

물푸레나무속(*Fraxinus*): 물푸레나무, 구주물푸레나무, 미국물푸레나무

국화과(Asteraceae)

쑥속(*Artemisia*): 쑥, 산쑥

돼지풀속(*Ambrosia*): 돼지풀, 둥근잎돼지풀, 단풍잎돼지풀

백합강(Class Liliopsida)

닭의장풀아강(Subclass Commelinidae)

화본과(Poaceae)

김의털속(*Festuca*): 김의털

오리새속(*Dactylis*): 오리새

포아풀속(*Poa*): 포아풀

산조아재비속(*Phleum*): 큰조아재비

우산잔디속(*Cynodon*): 우산잔디

잔디속(*Zoysia*): 잔디, 금잔디, 비단잔디

※ 파란색은 알레르기 유발 가능한 식물

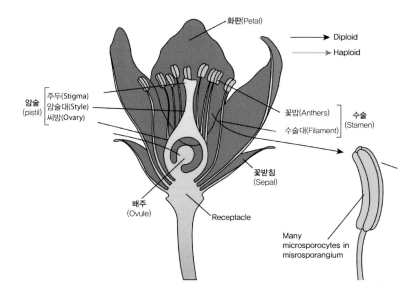

꽃의 내부구조(parts of perfect flower in cross section)

알레르기 유발식물의 구성

일반적으로 종자식물은 구과(球果)와 꽃의 생식구조에 의해 분류된다. 크게 나자식물門(Gymnosperm)과 피자식물門(Angiosperm) 두 군으로 분류되는데, 나자식물문은 구과내에 씨를 갖고 있는 식물이고, 피자식물문은 꽃의 암생식 구조에서 씨를 생산하는 식물이다. 피자식물은 다시 하나의 떡잎을 갖고 있는 단자엽식물(Moncotyledon)과 두 개의 떡잎이 있는 쌍자엽식물(Dicotyledon)로 분류된다. 모든 잔디류는 평행맥의 잎을 가진 단자엽이며, 대부분의 알레르기식물은 그물맥의 잎을 가진 쌍자엽이다. 기본적으로 꽃은 네 부분으로 형성되어 있다(위 그림 참조). 그 부위를 나누어 보면 다음과 같다.

① 암술(pistil): 이는 씨방(ovary), 암술대(style), 주두(stigma)로 구성되어 있으며, 이 주두부에 날라 온 꽃가루이 붙게 된다.

② 수술(stamen): 이는 수술대(filament)와 꽃밥(anther)으로 구성되며, 이 꽃밥에서 꽃가루(pollen)을 생산한다.

③ 화판(petal): 색깔을 나타내는 꽃잎부분으로 3개 이상으로 구성된다.

④ 꽃받침(sepal): 꽃잎을 받치고 있는 지지대로 녹색이며, 3~6개로 나누어져 있다.

1. 수목류(Trees)

1) 참나무(Oak)

* 분류: 너도밤나무目(Fagles)-참나무科(Fagaceae, Oak family)-참나무屬(*Quercus* L.)
* 학명: 상수리나무(도토리나무, Sawtooth oak, Oriental chestnut oak, *Quercus acutissima* Carruth.)

　　　떡갈나무(Daimyo oak, *Q. dentata* Thunb.)

　　　굴참나무(*Q. variavilis* Bl.)

　　　갈참나무(Oriental white oak, *Q. aliena* Bl.)

　　　신갈나무(Mongolian oak, *Q. mongolica* Fisch. ex Ledeb.)

　참나무 속 식물은 세계적으로 약 400종, 국내에는 약 11종이 보고 되어 있는데, 대표적 수종은 상수리, 떡갈나무 신갈나무 등이며 이들 수종을 총칭하여 참나무라 부른다.

　상수리나무는 높이 약 20~25m 정도의 낙엽교목으로 4~5월에 꽃이 핀다(그림 14). 이 나무는 흔히 도토리라 부르는 난형의 길이 약 1.5~2cm 정도 되는 열매를 맺는다. 중국 동북부에서 일본, 대만, 부탄, 네팔에 이르는 아시아의 온난대에 분포하며, 국내에는 전국의 해발 약 800m 이하의 양지바른 산기슭에 군생한다. 떡갈나무, 굴참나무, 갈참나무, 신갈나무 등은 전국 산지에 자라는 낙엽교목으로 밑으로 처지는 다수의 수술을 갖는 유이화서(catkin)를 갖고 5월에 개화한다. 상수리나무의 꽃가루 크기(pollen size)는 39~44㎛, 떡갈나무는 40~45㎛, 갈참나무는 33~35㎛, 신갈나무는 33~38㎛이다. 발아구(aperture)는 모두 위아래로 가늘고 긴 구형(colpate)으로 3개의 발아구를 갖는다.

　꽃가루 알레르기를 일으키는 주요한 원인식물로 종들 사이에는 교체 반응이 나타난다.

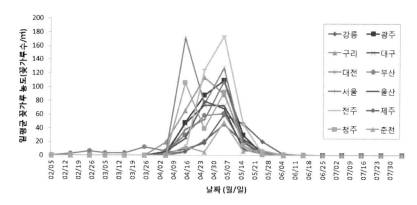

그림 14. 참나무 꽃가루가 날리는 시기의 지역별 차이

참나무류 꽃가루(Q. *robur*)

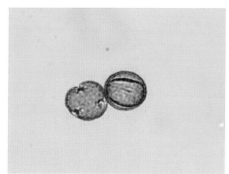 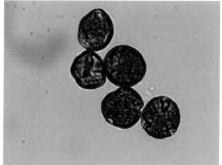

참나무류류(Q. *alba*) 전자현미경 사진(SEM)

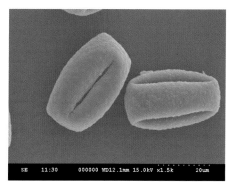 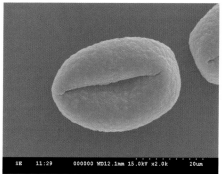

① 상수리나무(*Quercus acutissima* Carruth.)

수꽃차례

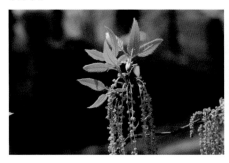

암꽃차례

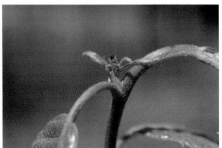

열매(도토리)

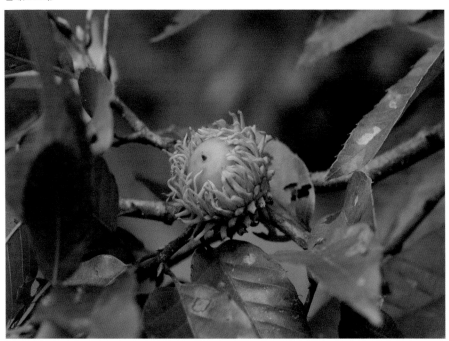

② 졸참나무(*Q. variavilis* Bl.)

수꽃차례

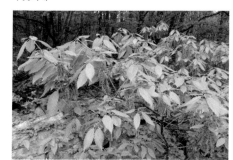

암꽃차례

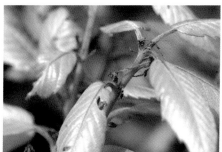

열매(도토리)

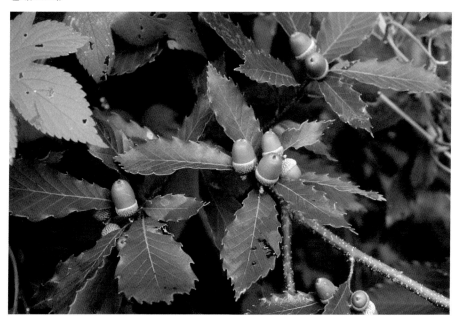

떡갈나무 수형

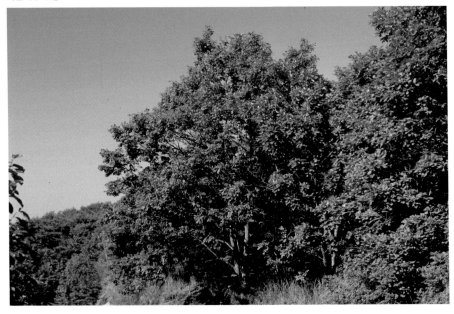

졸참나무

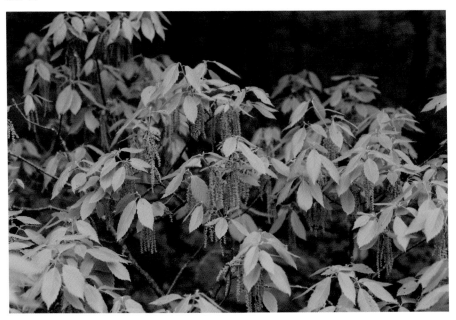

③ 떡갈나무(Daimyo oak, *Q. dentata* Thunb.)

수꽃차례

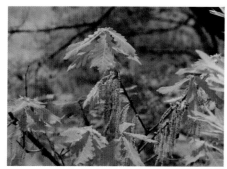

암꽃차례

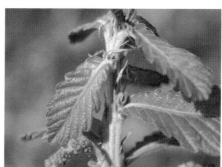

열매(도토리)

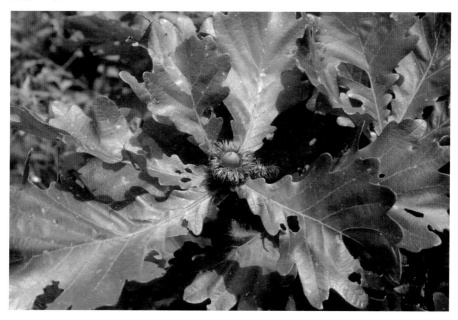

④ 굴참나무(*Q. variavilis* Bl.)

수꽃차례

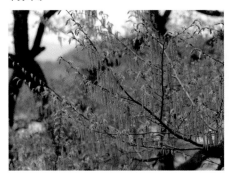

암꽃차례

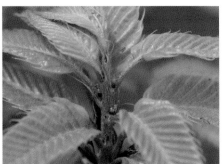

열매(도토리)

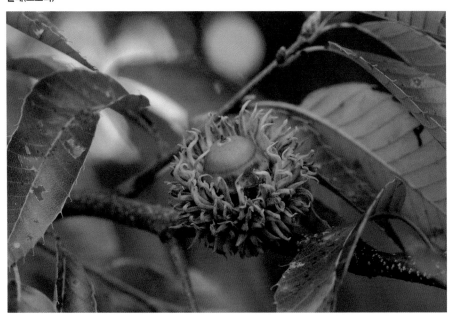

2) 자작나무(European White birch)

* 분류: 너도밤나무目(Fagles)-자작나무科(Betulaceae, Birch family)-자작나무屬
  (*Betula* L.)
* 학명: 자작나무[*Betula platyphylla* var. *japonica* (Miq.) H. Hara]

자작나무속 식물은 세계적으로 약 60종 정도이며, 국내에는 약 8종이 보고되고 있는데 대표적 수종은 자작나무, 박달나무 등이다. 중부 이북 지방의 산중턱 양지바른 곳이나 산불 등으로 산림이 파괴된 곳에서 군집을 형성한다. 근래에는 전국 각지의 산야지와 새로 조성되는 대규모 아파트 단지 등에서 조경수로 많이 심어지고 있다.

자작나무는 좁고 긴 수관으로 시원스런 느낌을 주는 낙엽활엽교목으로 추위 및 낮은 토양습도에도 잘 견딘다. 4~5월에 자갈색의 꽃이 핀다(그림 15). 수꽃은 이삭모양으로 아래로 처지며 암꽃은 위로 선다.

꽃가루 알레르기의 주요한 원인식물 중의 하나이며, 꽃가루의 크기는 23~25㎛이고 발아구는 둥근 공형(porate)으로 3개의 발아구를 갖는다.

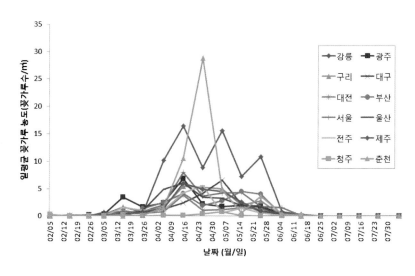

그림 15. 자작나무 꽃가루가 날리는 시기의 지역별 차이

자작나무 꽃가루

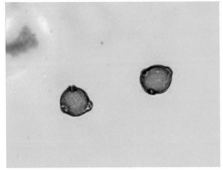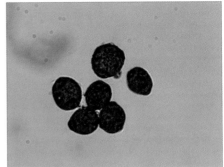

자작나무 전자현미경 사진

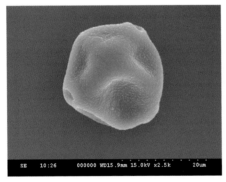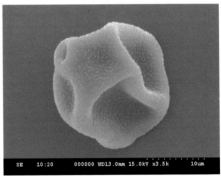

자작나무 수꽃차례

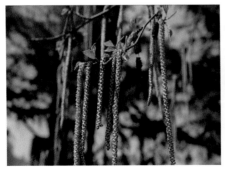

자작나무 잎

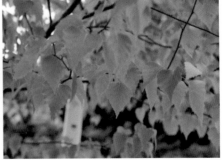

자작나무 숲

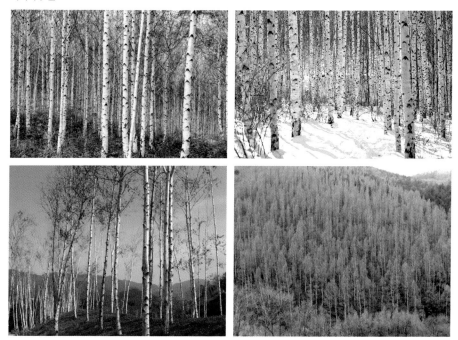

3) 오리나무(Alder)

* 분류: 너도밤나무目(Fagales)-자작나무科(Betulaceae, Birch family)-오리나무屬
  (*Alnus* Miller)
* 학명: 오리나무[*Alnus japonica* (Thunb.) steud.]

오리나무속 식물은 전 세계에 약 25종이 알려져 있으며, 국내에는 약 6종이 있는데 대표적 수종은 오리나무 물오리나무(산오리나무)이다. 산의 계곡 부분이나 비옥한 하천유역 계곡 정체수가 있는 호수 등지에서 잘 자란다. 서울지역에서는 북한산, 우면산, 청계산 계곡 등에서 많이 볼 수 있다.

오리나무는 자작나무와 같은 자작나무과에 속하는 낙엽교목으로 2~3월에 잎이 나기 전에 꽃이 핀다(그림 16). 꽃가루의 크기는 25~27㎛로 발아구는 공형으로 4~6개이다.

오리나무 꽃가루는 강한 알레르기반응을 나타내며, 자작나무와는 교차 알레르기 반응을 보인다.

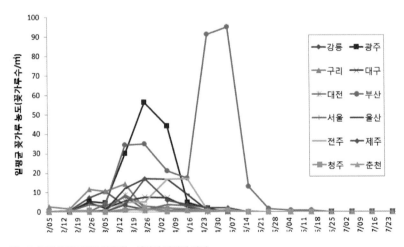

그림 16. 오리나무 꽃가루가 날리는 시기의 지역별 차이

오리나무류(*A. glutinosa*) 꽃가루

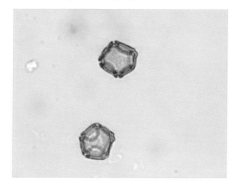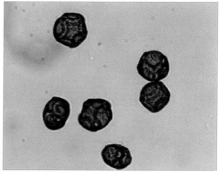

오리나무류(*A. glutinosa*) 전자현미경 사진

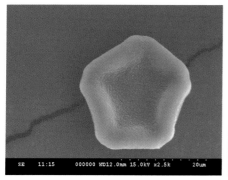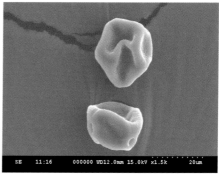

사방오리나무 암꽃

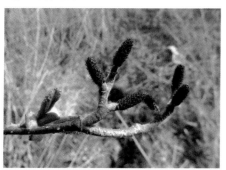

두메오리나무 수꽃차례

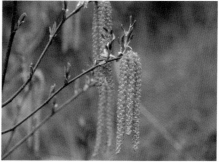

오리나무

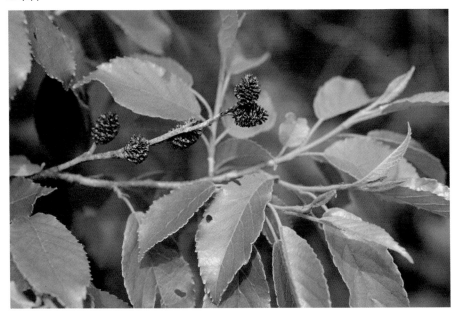

덤풀오리나무 수형

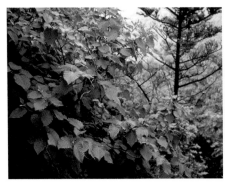

덤풀오리나무 꽃

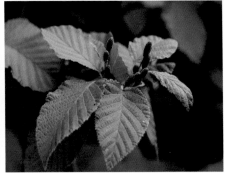

4) 개암나무(Mongolian hazelnut)

* 분류: 너도밤나무目(Fagales)-자작나무과(Betulaceae, Birch family)-개암나무屬
　　(*Corylus* L.)
* 학명: 개암나무(*Corylus heterophylla* Fisch. ex Trautv.)

개암나무속은 북반구에 약 20종이 분포하는데 국내에는 약 3종이 생육한다. 개암나무는 한국, 일본, 중국이 원산으로 우리나라 각 지역의 양지바른 산록이나 산골짜기의 암석 사이에서 자라는 낙엽활엽관목으로 3~4월에 개화한다(그림 17).

개암나무속의 열매를 헤이즐넛(Hazelnut)이라 하며 터키, 유럽, 미국 등지에서 대량 생산하고 있다. 꽃가루의 크기는 20~23㎛로 발아구는 공형으로 3개이다.

개암나무의 꽃가루는 비교적 약한 알레르기 항원성을 지닌다.

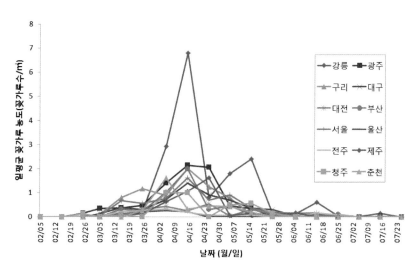

그림 17. 개암나무 꽃가루가 날리는 시기의 지역별 차이

개암나무류 꽃가루(*C. americana*)

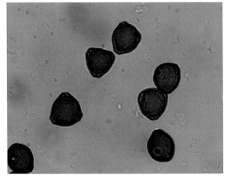 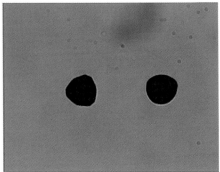

개암나무류(*C. americana*) 전자현미경사진

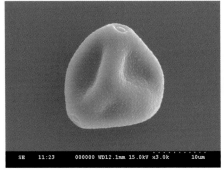 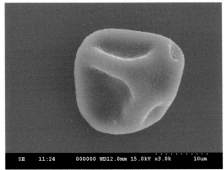

개암나무 수꽃차례

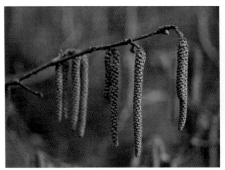

개암나무 암꽃차례

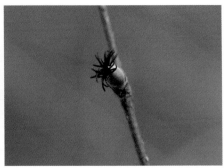

개암나무 열매와 잎

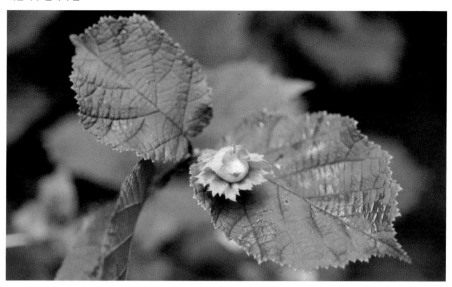

5) 버드나무(Korean willow)

* 분류: 버드나무目(Salicales)-버드나무科(Salicaceae, Willow family)-버드나무屬
   (*Salix* L.)
* 학명: 버드나무(*Salix koreensis* Ander.)

버드나무속 식물은 세계적으로 약 350종이 알려져 있는데, 국내에는 약 35종이 있
으며 대표적인 수종은 왕버들, 능수버들, 수양버들, 버들나무 등이다. 버드나무는 전
국 각처의 하천유역이나 산기슭, 인가 주변에서 흔하게 자라는 낙엽교목으로 암나무
와 수나무가 따로 있으며, 꽃은 4월에 잎과 함께 개화한다. 열매는 5월에 성숙하는데,
씨앗에는 솜털이 달려 날리기 용이하게 생겼다(그림 18).

우리 주위에서 흔히 볼 수 있는 것은 대부분이 수양버들이며, 능수버들은 많지 않
다. 수양버들은 전국적으로 공원수 및 풍차수로 널리 식재되었다.

이 시기에 솜털 모양의 씨앗이 공중에 비산하여 흔히 알레르기의 원인으로 오인되기도 하나 이 꽃씨는 알레르기와는 관계가 없다. 공기 분진들이 솜털에 붙어 코 등의 일부 호흡기에 영향을 주는 것으로 추정된다. 알레르기 항원성은 그리 높지 않다. 꽃가루의 크기는 20~24㎛로 발아구는 공구형이며 3개이다. 꽃가루의 표면은 그물모양이다.

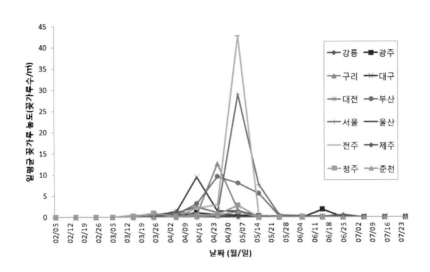

그림 18. 버드나무 꽃가루가 날리는 시기의 지역별 차이

호랑버들(*Saeix caprea*) 꽃가루

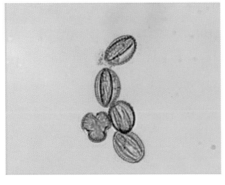
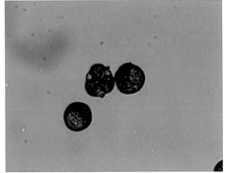

양버들(*Populus nigra* var. *italica*) 꽃가루

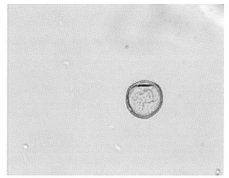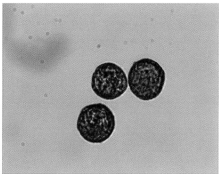

호랑버들 전자현미경 사진

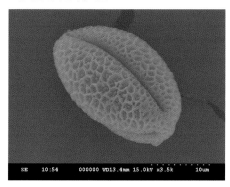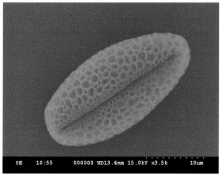

양버들 전자현미경 사진

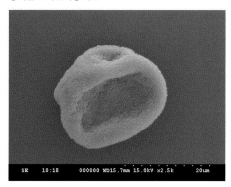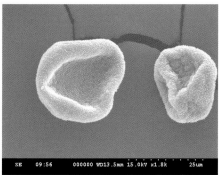

버드나무 수형

버드나무 암꽃차례

버드나무 수꽃차례

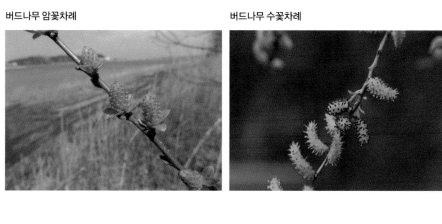

버드나무 잎

버드나무 수꽃차례

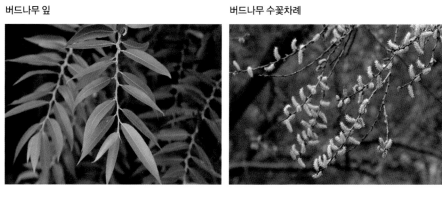

버드나무 수형

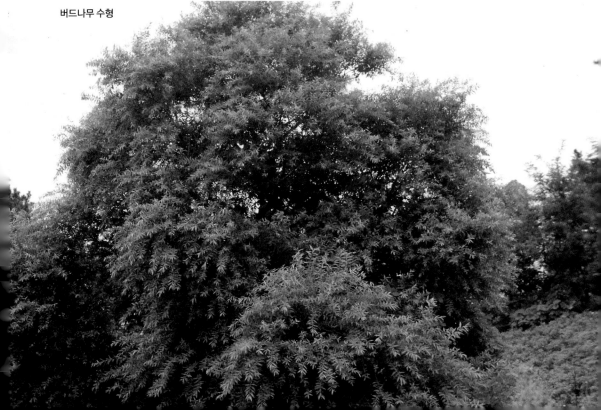

6) 느릅나무(Japanese elm)

* 분류: 쐐기풀目(Urticales)-느릅나무科(Ulmaceae, Elm family)-느릅나무屬(*Ulmus* L.)
* 학명: 느릅나무[*Ulmus davidiana* var. *japonica* (Rehder) Nakai]

느릅나무속 식물은 북반구의 온대에 30여 종, 우리나라에는 6종이 있다. 대표적인 수종은 참느릅나무, 왕느릅나무, 느릅나무 등으로 대부분의 종이 봄에 개화하나 9~10월에 개화하는 종(참느릅나무)도 있다. 특히 국내 수종은 아니지만 미국느릅나무(*U. americana*)는 공원이나 도로변에 간혹 식재하며, 8~10월에 개화하는 *U. crassifolia*, *U. serotina* 등은 강한 알레르기 항원식물로 알려져 있다.

느릅나무는 경기 이남의 냇가 주변에서 흔히 자라며, 제주도에도 분포한다. 꽃은 양성화로 3~4월에 담자색으로 개화한다. 그늘과 추위에 강한 호습성으로 조경용 및 방풍 식재용으로 적합한 수종이다(그림 19).

알레르기 항원성이 높은 식물 중의 하나이므로 조경 시에는 이를 고려하여야 한다. 꽃가루의 크기는 24~28 ㎛이며 발아구는 공형으로 4~5개이다.

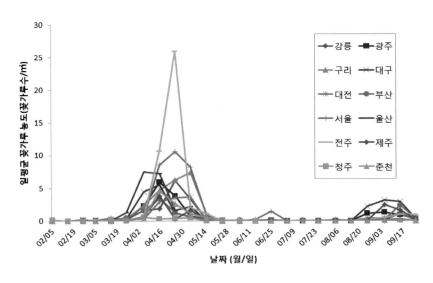

그림 19. 느릅나무 꽃가루가 날리는 시기의 지역별 차이

느릅나무류(*Ulmus crassifolia*) 꽃가루

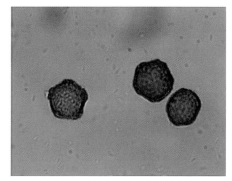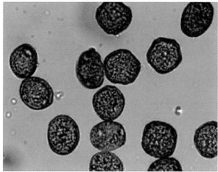

미국느릅나무(*Ulmus americana*) 전자현미경 사진

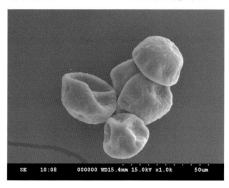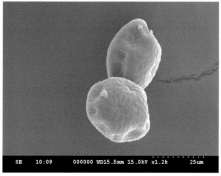

참느릅나무

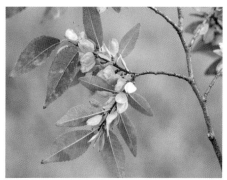

느릅나무

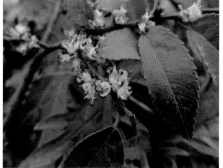

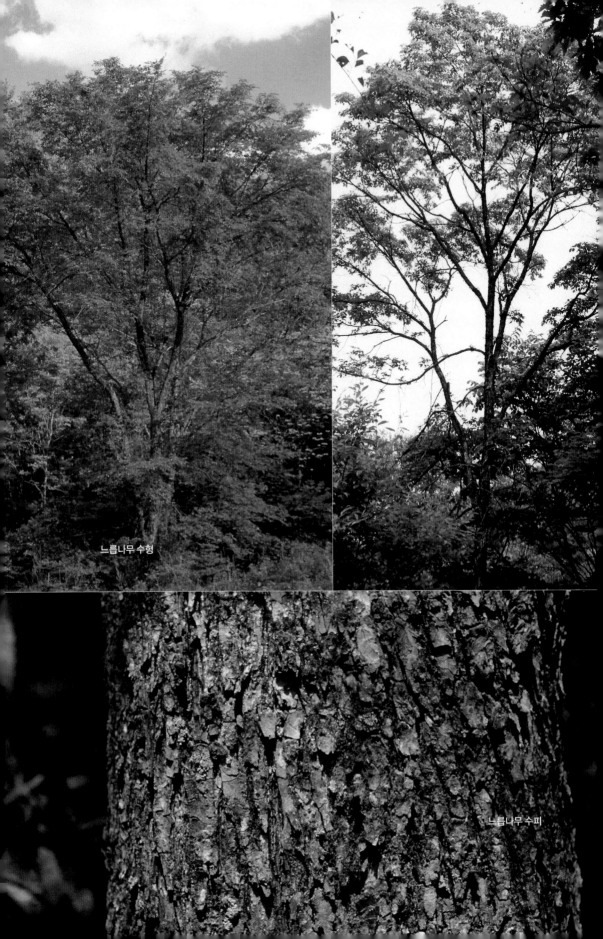

느릅나무 수형

느릅나무 수피

느릅나무 꽃차례

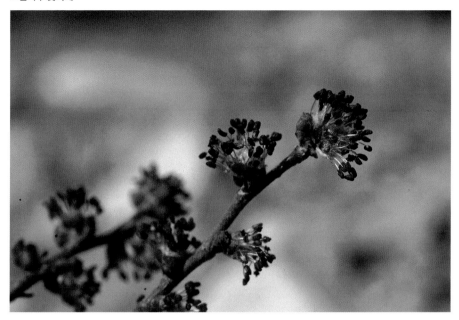

느릅나무 꽃차례

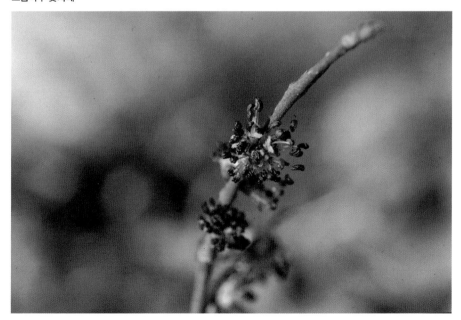

7) 단풍나무(Smooth Japanese maple)

* 분류: 무환자나무目(Sapindales)-단풍나무科(Aceraceae, Maple family)-단풍나무
    屬(*Acer* L.)
* 학명: 단풍나무(*Acer palmatum* Thunb.)

단풍나무속 식물은 전 세계 약 150종이 생육하는데, 국내에는 약 10종이 알려져 있다. 대표적 수종으로는 단풍나무, 당단풍나무, 네군도단풍 등이 있다. 단풍나무는 낙엽활엽교목으로 경기, 강원 이남과 제주도 산지에서 자라며, 4~5월에 암홍색의 꽃이 피고 가을에 붉은색 단풍이 든다(그림 20).

네군도단풍은 미국이 원산지로 암수딴그루이다. 4월에 개화하고 단풍나무류 중 가장 노랗게 단풍이 들며 성장이 빠르다. 잎은 마주나며 5~6cm의 크기에 손바닥 모양이고 5~7개로 깊게 갈라진다. 당단풍나무의 잎은 9~11개로 갈라져 쉽게 구별된다. 꽃가루의 크기는 32~37㎛로 발아구는 공형과 구형이 같이 있는 형태로 3개이다.

네군도단풍(box elder, *A. negundo* L.)이 주로 알레르기 항원성을 강하게 나타낸다.

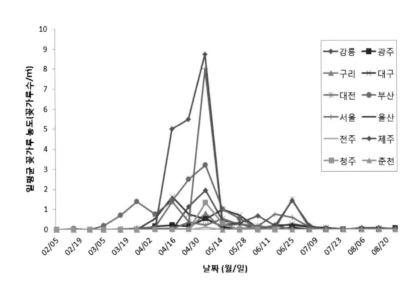

그림 20. 단풍나무 꽃가루가 날리는 시기의 지역별 차이

네군도단풍(*Acer negundo*) 꽃가루

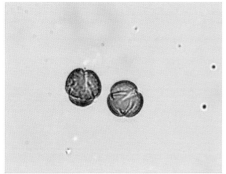
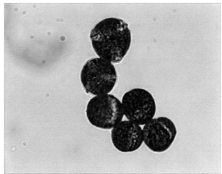

네군도단풍 전자현미경 사진

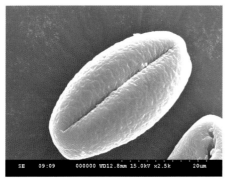
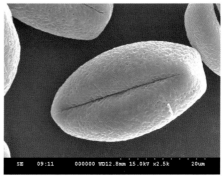

단풍나무 열매

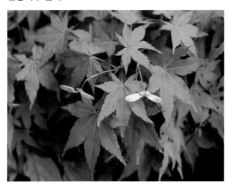

당단풍나무 꽃

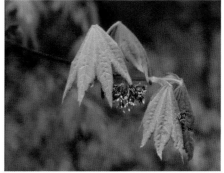

단풍나무 꽃차례

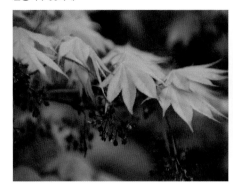

당단풍나무 꽃차례

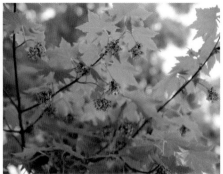

단풍나무 수형

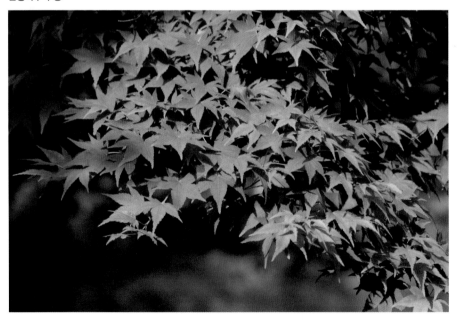

8) 물푸레나무(Korean ash)

* 분류: 물푸레나무目(Oleales)-물푸레나무科(Oleaceae, Olive family)-물푸레나무
　　屬(*Fraxinus* L.)
* 학명: 물푸레나무(*Fraxinus rhynchophylla* Hance)

　물푸레나무속 식물은 세계적으로 약 70종이 있는데, 국내에는 약 5종이 있다. 물푸
레나무는 한국, 중국 원산의 낙엽활엽교목으로 암수딴그루이지만 양성화도 섞여 있
으며 5월에 개화한다. 꽃가루의 크기는 23~28 μm로 발아구는 구형이며 3개이다. 꽃
가루의 표면은 그물모양이다.

　알레르기 항원성은 비교적 높은 편이다. 지중해 연안(구주물푸레나무, *F. excelsior*)과 미국 남서부(미국물푸레나무, *F. americana*)에 자생하는 종은 강한 알레
르기 항원성을 가진 것으로 알려져 있다.

미국 물푸레나무(*Fraxinus americana*) 꽃가루

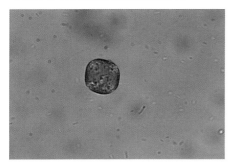
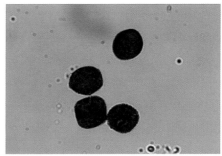

미국물푸레나무 전자현미경 사진

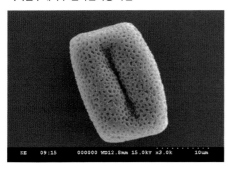
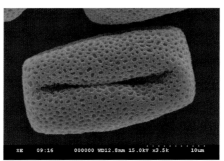

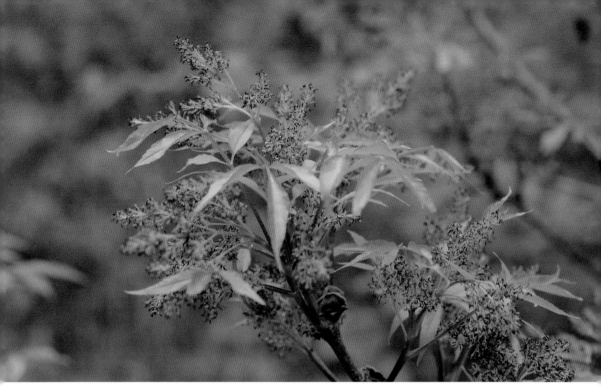

물푸레나무

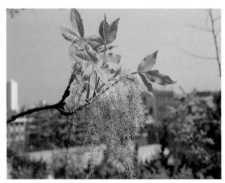

물푸레나무 꽃차례

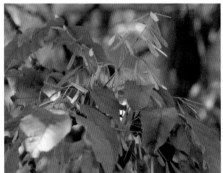

물푸레나무 열매

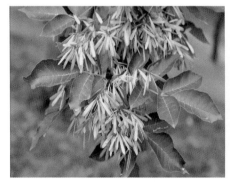

물푸레나무 열매

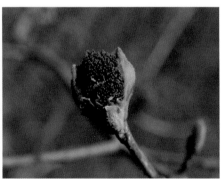

물푸레나무 꽃봉오리

9) 삼나무(Japanese cedar)

* 분류: 구과식물目(Coniferales)-삼나무科(Taxodiaceae, Taxodium family)-삼나무 屬(*Cryptomeria* D. Don.)
* 학명: 삼나무[*Cryptomeria japonica* (L. f) D. Don.]

삼나무속은 국내 1종만 생육한다. 상록침엽교목으로 높이가 약 40여 m에 이르고 수형은 원추형이다. 1924년 일본에서 도입된 이래 남부지방 조림 수종으로 식재되었고, 제주도에 집단을 이루고 있다. 내한성이 약하여 남부지방에서만 생육이 가능하다. 꽃은 암수한그루로 3~4월에 핀다(그림 21). 꽃가루의 크기는 39~41μm로 발아구가 없는 무구형이다.

낙우송(bald cypress, *Taxodium distichum*)은 삼나무과 낙우송속에 속하며 미국 남부 원산으로 공원, 아파트 등지에 식재되어 있다. 메타세콰이어(metasequoia)는 삼나무과 수송속에 속한다. 중국이 원산이고 낙우송보다 더 곧게 서며 잎이 마주난다.

삼나무는 일본 원산으로 알레르기 항원성이 강하며, 일본에서는 봄철 꽃가루 알레르기의 주요한 원인식물이다. 일본 메이지시대 이후 전 국토의 70%에 분포하고 있으며, 3월에는 그 농도가 최고조에 달하여 학교가 휴교하기도 한다.

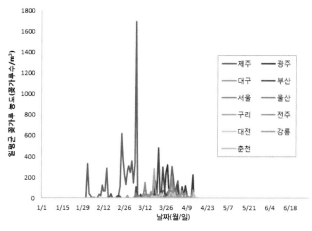

사진 21. 삼나무 꽃가루가 날리는 시기의 지역별 차이

삼나무 꽃가루

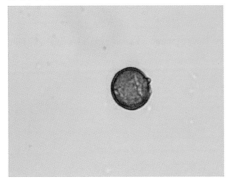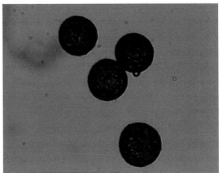

삼나무 전자현미경 사진

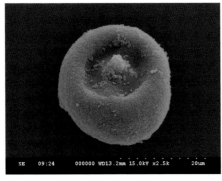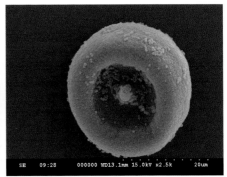

삼나무 열매

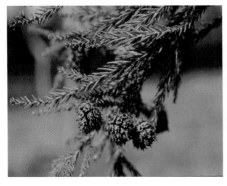

삼나무 수꽃

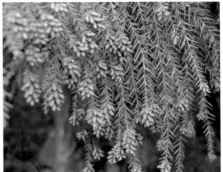

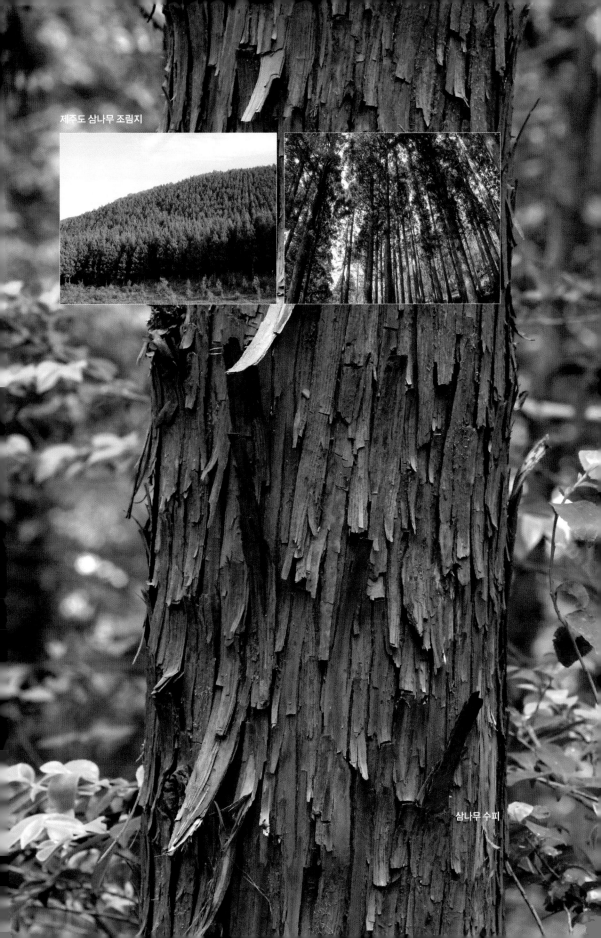

제주도 삼나무 조림지

삼나무 수피

10) 소나무(Pine)

* 분류: 구과식물目(Coniferales)-소나무科(Pinaceae, Pine family)-소나무屬(Pinus L.)
* 학명: 소나무(*Pinus densiflora* Sieb & Zucc.)

소나무속 식물은 북아메리카 서인도 및 말레이시아 이북 북반구 지방에 약 109종이 분포하는 상록침엽수로 국내에는 소나무, 잣나무, 리기다소나무, 개잎갈나무 등 14종이 생육한다(그림24, 25). 꽃은 암수한그루로 암꽃송이는 줄기 끝에, 수꽃송이는 가지 측면에 붙어나는데 수꽃송이는 많은 꽃밥이 모여 이루어지고, 바람에 의해 수분되는 풍매화이다.

꽃가루에는 바람에 잘 분산될 수 있도록 양쪽에 공기주머니(기낭)가 발달되어 있어 비교적 멀리까지 날라가는 특징이 있다. 꽃가루의 크기는 45~70㎛로 대부분의 종은 5~7월에 꽃이 핀다(그림 22). 그러나 개잎갈나무(히말라야시다)의 경우 10~11월 사이에 꽃가루가 날린다.

소나무는 알레르기를 일으키는 데 큰 영향을 주는 식물은 아니나 매우 많은 꽃가루를 생산하기 때문에 개화시기에는 대기 중 소나무 꽃가루의 밀도가 매우 높다.

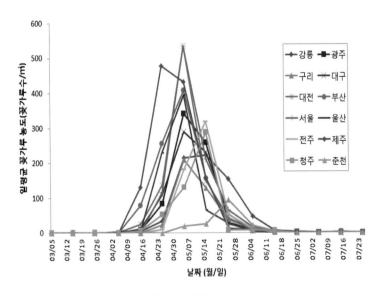

그림 22. 소나무 꽃가루가 날리는 시기의 지역별 차이

소나무 꽃가루

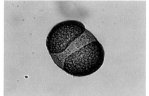

스트로브 잣나무 꽃가루

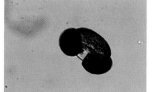

스트로브 잣나무 꽃가루

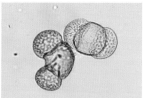

소나무 전자현미경 사진

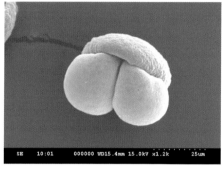

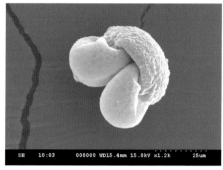

수꽃차례

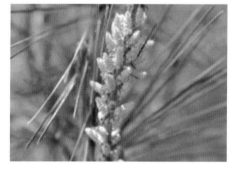

암꽃차례

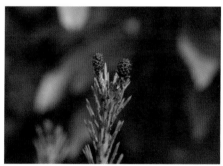

열매(솔방울)

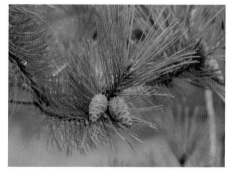

리기다소나무 수꽃차례

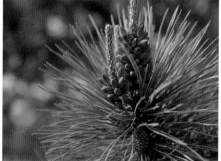

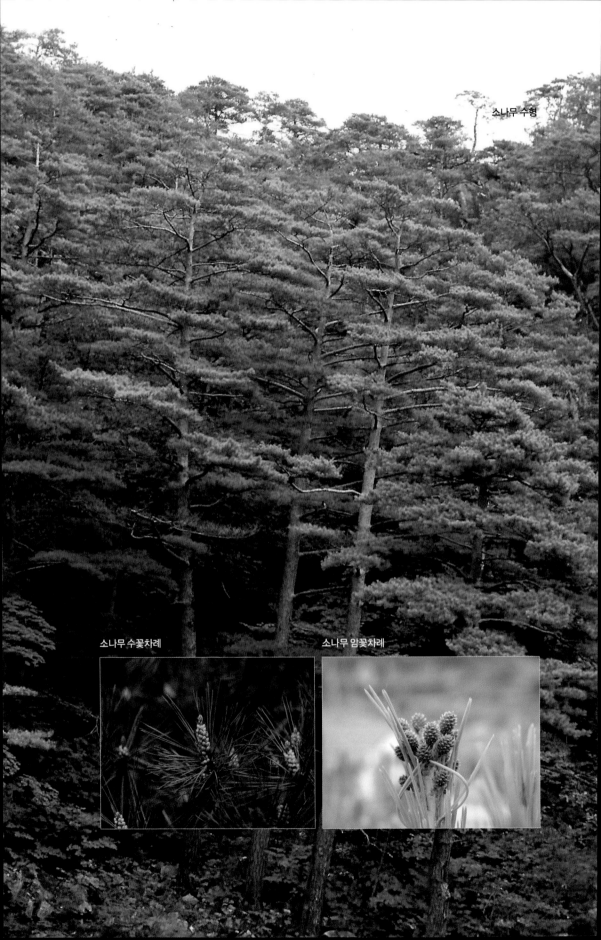

소나무 수형

소나무 수꽃차례

소나무 암꽃차례

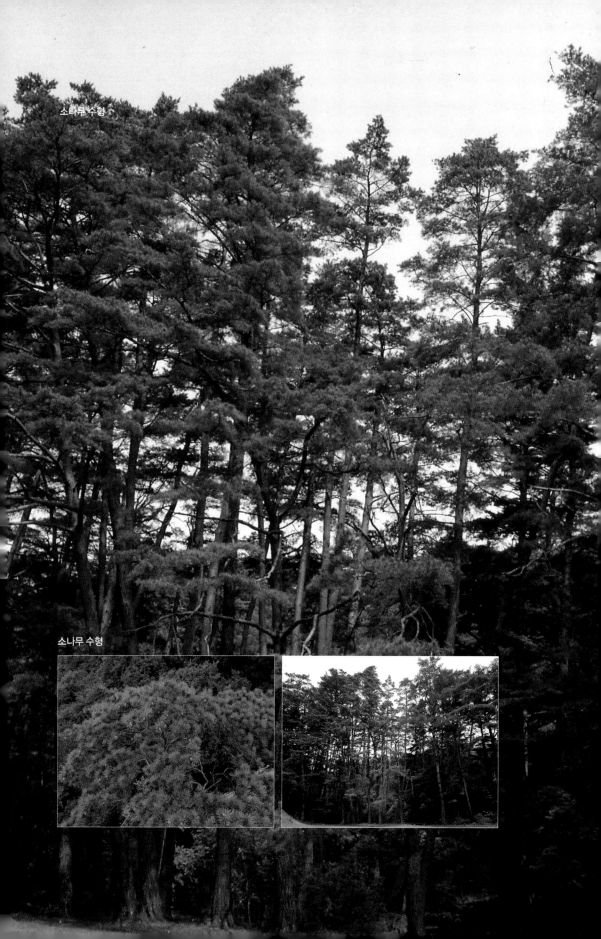

소나무 수형

소나무 수형

11) 이태리포푸라(Euramerican poplar)

* 분류: 버드나무目(Salicales)-버드나무科(Salicaceae, Willow family)-사시나무屬
    (*Populus* L.)
* 학명: 이태리포푸라(*Populus euramericana* Guinier)

사시나무속의 식물은 북반구 온대지방에 약 35여 종이 있고, 국내에는 11종 정도가 알려져 있다. 대표적 수종은 사시나무(백양나무), 미루나무, 이태리포푸라 등이다.

이탈리아에서 처음 도입된 이태리포푸라는 양버들과 미루나무 사이에 생긴 잡종 중에서 유전형질이 우수한 개체를 선발한 수종으로 우리나라에는 1955년 도입되어 널리 보급되었다. 암나무와 수나무가 별도이며, 4월에 개화하고 열매는 5~6월에 성숙한다(그림 23). 꽃가루의 크기는 22~27㎛로 발아구가 없는 무구형(inaperture)이다.

개화기에 솜털모양의 씨앗이 날리는데 이것이 알레르기의 원인으로 오인 받아 많이 벌목되어 현재는 많지 않다. 이태리포푸라의 알레르기 항원성은 그리 높지 않다.

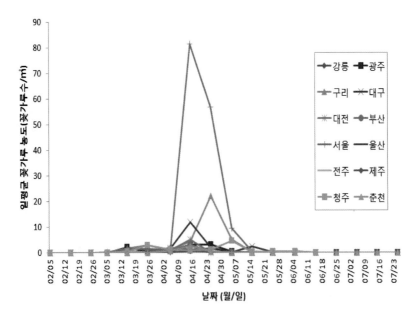

그림 23. 이태리포푸라나무 꽃가루가 날리는 시기의 지역별 차이

이태리포푸라 잎

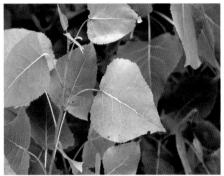

이태리포푸라 수꽃차례

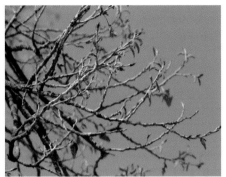

이태리포푸라 암꽃차례

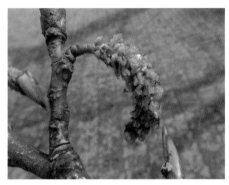

이태리포푸라 수형

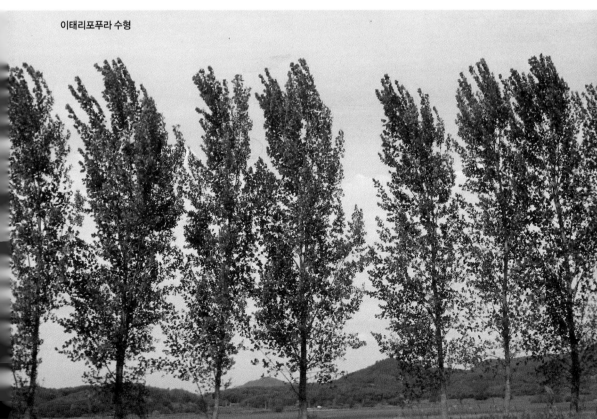

12) 플라타너스(양버즘나무, American sycamore)

* 분류: 장미目(Rosales)-플라타너스科(Platanaceae, Planetree family)-플라타너스 屬(*Platanus* L.)
* 학명: 양버즘나무(*Platanus occidentalis* L.)

플라타너스속 식물은 약 10종이 있으며, 국내에는 3종으로 버즘나무, 양버즘나무, 단풍버즘나무 등이다. 대부분 북미 동부에서 멕시코에 걸쳐 분포한다.

북아메리카 원산의 도입종으로 우리나라 전 지역에 생육 가능하며, 5월에 개화한다. 먼지, 연기, 오염 등의 공해에 잘 견디고 공기정화 능력이 뛰어나 도시 내의 식재에 적당하다. 전 세계적으로 가로수로 많이 심고 있는 수종으로 영국에서는 단풍버즘나무가 많이 식재되어 있지만 우리나라에서는 양버즘나무가 많이 식재되어 있다.

플라타너스속의 꽃가루는 크기가 작아 바람에 의해 날리며, 알레르기 항원성은 중간 정도이다. 꽃가루의 크기는 15~21㎛이며, 발아구는 구형으로 3개이다.

플라타너스(양버즘나무) 가로수

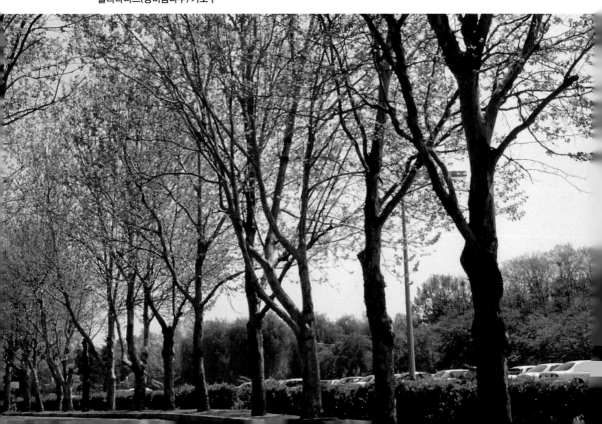

플라타너스 암꽃차례

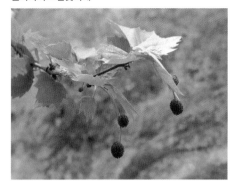

플라타너스 암꽃차례

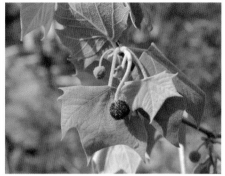

플라타너스 수피

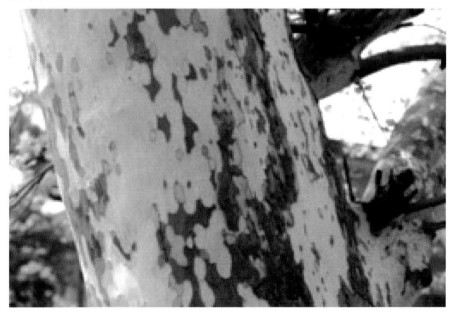

13) 호두나무(English walnut)

* 분류: 가래나무目(Juglandales)-가래나무科(Juglandaceae, Walnut family)-가래나
무屬(*Juglans* L.)
* 학명: 호두나무(*Juglans regia* L.)

가래나무속 식물은 북반구 온대에 약 20종이 알려져 있는데, 국내에는 가래나무와
호두나무 2종이 생육한다. 호두나무는 경기도 이남에서 자라는 낙엽활엽교목으로 중
국 및 서남아시아 원산이다. 북반구에서 널리 재배하며 평택, 원주, 강릉으로 이어지
는 지역의 따뜻한 곳에서 유실수로 재배하고 있다. 가래나무와 외형상 매우 유사한데
호두나무의 소엽은 5~7개이나 가래나무는 7~17개로 쉽게 구별된다.

꽃은 암수한그루로 4~5월에 개화하며, 꽃가루는 비교적 크고 멀리 날리지 못한
다. 꽃가루의 크기는 42~44㎛로 비교적 크며 발아구는 공형으로 약 14개인 다공형
(pantopolyporate)이다.

꽃가루가 멀리 날리지 못하기 때문에 재배 지역 주위에서만 대기 중 높은 농도를
보이며 알레르기 증세를 유발할 수 있다.

가래나무 암꽃차례

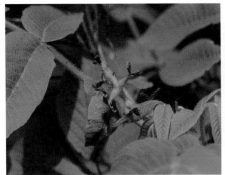

가래나무 수꽃차례

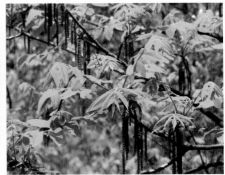

호두나무

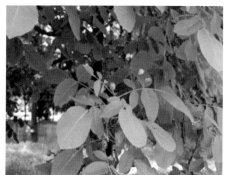

호두나무 열매

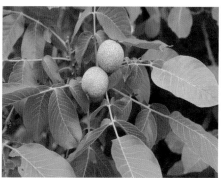

가래나무 열매

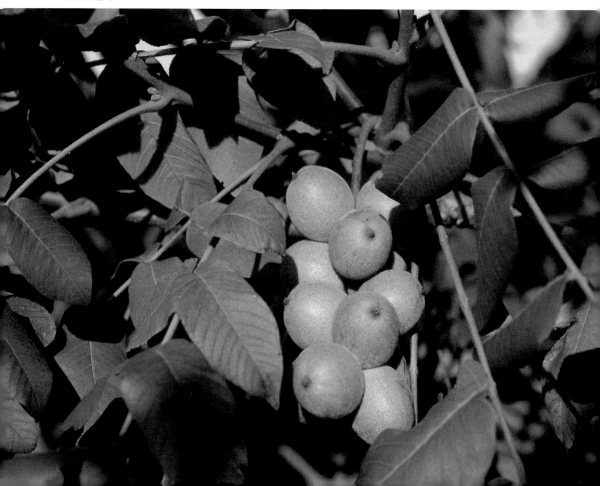

14) 너도밤나무(Beech)

* 분류: 너도밤나무目(Fagales)-참나무科(Fagaceae, Beech family)-너도밤나무屬
    (*Fagus* L.)
* 학명: 너도밤나무(*Fagus engleriana* Seem. ex Diels)

너도밤나무속은 북반구 온대에 약 10종이 분포하며, 우리나라에는 울릉도에 1종
이 생육한다. 너도밤나무는 울릉도의 바닷가에서 해발 900m까지 자라는 우리나라
특산수종으로 낙엽활엽교목이며, 4~5월에 개화하고 수꽃은 두상으로 모여 달린다.

현재 조경용으로는 이용되고 있지 않으나 유럽에서는 조경수목으로 보편화되어
있고 일본에서도 일본 너도밤나무는 일본 온대림의 대표 수종이다.

유럽종 너도밤나무는 알레르기와 연관이 있는 것으로 보고되기도 하나 미국종
은 꽃가루알레르기를 일으키지 않으며, 한국종에 대한 보고는 없다. 꽃가루 크기는
35~42㎛로 발아구는 구형이며 3개이다.

너도밤나무 수형

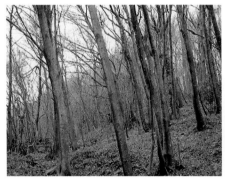 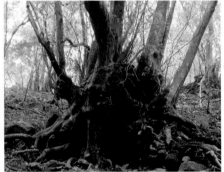

너도밤나무 꽃차례

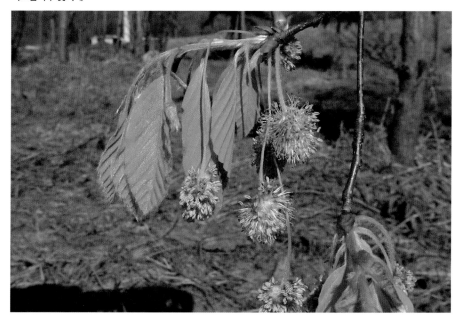

너도밤나무 잎

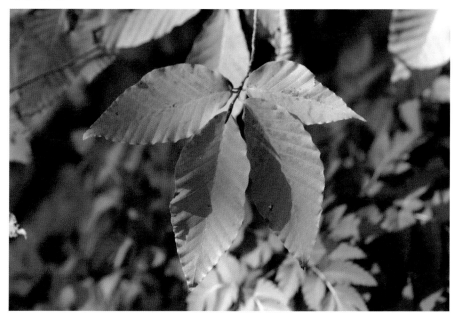

15) 팽나무(Weeping chinese hackberry)

* 분류: 쐐기풀目(Urticales)-느릅나무科(Ulmaceae, Elm family)-팽나무屬(*Celtis* L.)

* 학명: 팽나무(*Celtis sinensis* Persoon)

팽나무속 식물은 전 세계적으로 약 100종이 알려져 있는데, 국내에는 약 9종 정도
가 있으며 대표 종으로는 산팽나무, 왕팽나무, 팽나무 등이 있다.

팽나무는 낙엽활엽교목으로 우리나라 전 지역에 생육 가능하고 다습한 해안지방
과 도서지방에 거목이 많이 남아 있다. 전국 저지대의 숲에서도 드물게 자라지만 주
로 인가 근처에서 많이 볼 수 있으며, 느티나무와 함께 마을 주변에서 많이 볼 수 있는
향토 수종이다. 꽃은 5월에 개화하며, 꽃가루알레르기의 원인이 되는 주요한 수종이
다. 꽃가루의 크기는 24~26㎛이며, 발아구는 공형으로 3개이다.

국내에서는 알레르기질환을 일으킬 수 있는 농도의 많은 꽃가루 양이 대기 중에
있을 정도로 많이 분포하지는 않는다.

팽나무 꽃차례

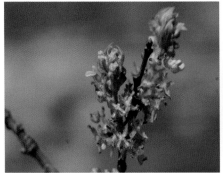

팽나무 잎

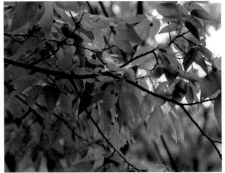

팽나무 열매

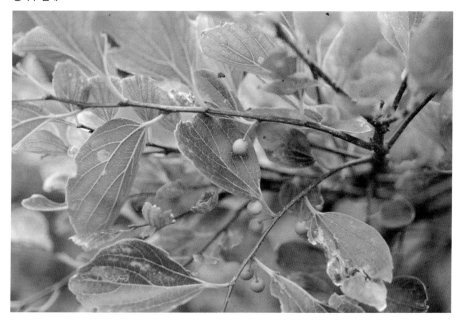

팽나무 수형

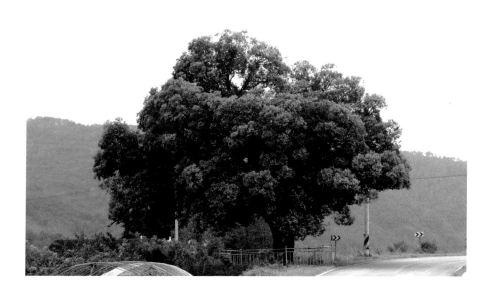

16) 뽕나무(Silkworm mulberry, White mulberry)

* 분류: 쐐기풀目(Urticales)-뽕나무科(Moraceae, Mulberry family)-뽕나무屬
      (*Morus* L.)
* 학명: 뽕나무(*Morus alba* L.)

  뽕나무속 식물은 북반구 온대와 난대에 약 11종이 생육하는데, 국내에는 4종이 알려져 있으며 대표 종으로는 산뽕나무와 뽕나무가 있다. 뽕나무는 낙엽활엽교목으로 흔히 오디라고 불리는 열매의 생산과 누에를 키우기 위해 전국 각처의 마을부근에 많이 식재하였다. 꽃은 암수딴그루(간혹 암수한그루)이며, 꽃은 5월에 개화한다. 꽃가루의 크기는 18~20㎛이며, 발아구는 공형으로 2~3개이다.

  뽕나무과 닥나무속(Broussonetia Vent.)의 식물은 꽃가루알레르기를 유발하는 중요한 식물로 알려져 있으며, 국내에는 같은 속에 닥나무(*B. kazinoki* Sieb.)가 있다. 그러나 어느 정도의 알레르기 항원성을 가지고 있는지는 보고되지 않았다.

뽕나무 꽃차례

뽕나무 잎

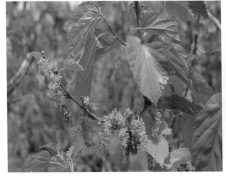 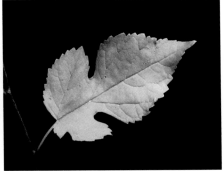

뽕나무 열매

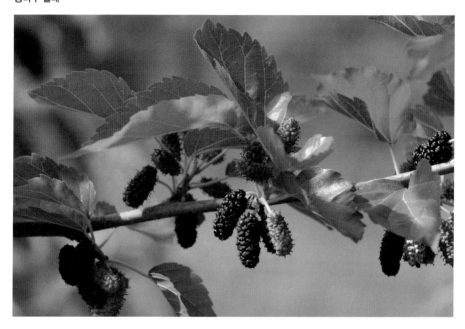

뽕나무 수형

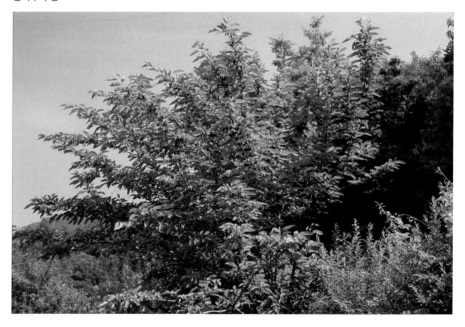

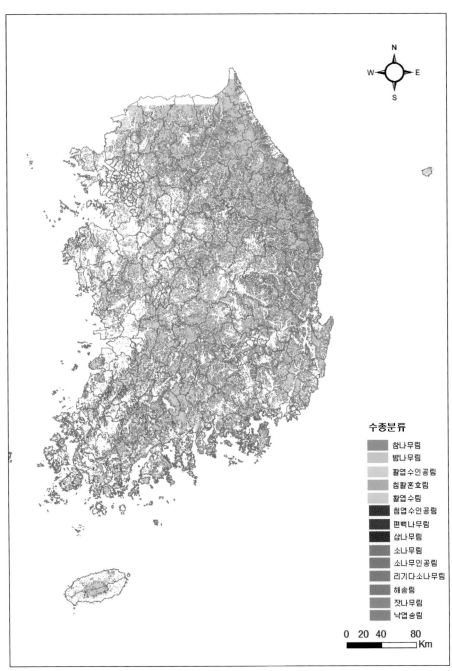

수종분류

- 참나무림
- 밤나무림
- 활엽수인공림
- 침활혼효림
- 활엽수림
- 침엽수인공림
- 편백나무림
- 삼나무림
- 소나무림
- 소나무인공림
- 리기다소나무림
- 해송림
- 잣나무림
- 낙엽송림

0 20 40   80 Km

산림청 산림공간정보DB[5차(06~10년) 수치임상도, 1:25,000]

그림 24. 우리나라 수목류 분포도

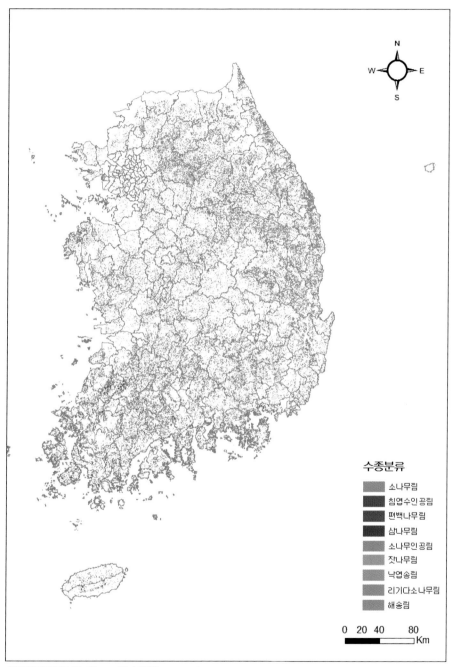

수종분류

소나무림
침엽수인공림
편백나무림
삼나무림
소나무인공림
잣나무림
낙엽송림
리기다소나무림
해송림

0 20 40 80 Km

산림청 산림공간정보DB[5차(06~10년) 수치임상도, 1:25,000]

그림 25. 우리나라 침엽수 분포도

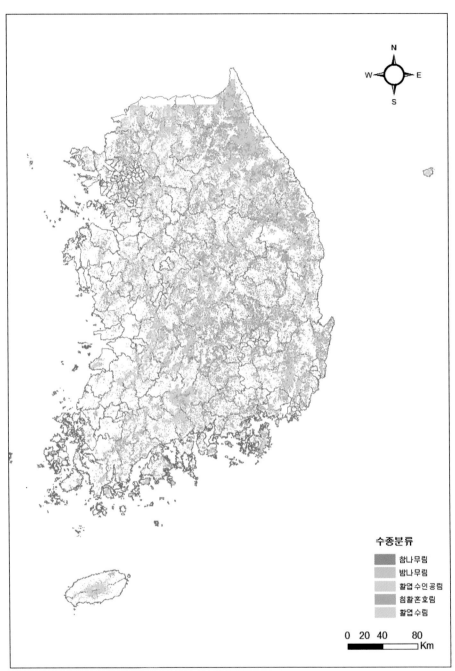

0 20 40   80
⊏⊏⊏⊏⊏⊏⊏⊏⊐Km

산림청 산림공간정보DB[5차(06~10년) 수치임상도, 1:25,000]

그림 26. 우리나라 활엽수 분포도

2. 잡초류(Weeds)

1) 돼지풀(두드러기 쑥, Ragweed)

* 분류: 초롱꽃目(Campanulales)-국화科(Asteraceae, Composite family)-돼지풀屬
  (*Ambrosia* L.)
* 학명: 돼지풀(Short 혹은 Common ragweed, *Ambrosia artemisiifolia* L.)
  단풍잎돼지풀(Giant ragweed, *A. trifida* L. var. *trifida*)
  둥근잎돼지풀[*A. trifida* for. *intergrifolia* (Muhl.) Fern.]

돼지풀속 식물은 북미, 유럽, 아시아에 약 43여 종이 있고 국내 2종, 12변종이 있다. 돼지풀은 1년생 초본으로 북아메리카 원산의 귀화식물이다. 높이는 1m 정도로 전체에 짧은 털이 있고 가지가 많이 갈라진다. 잎은 쑥잎과 비슷한 모양을 보이며, 꽃은 8~9월에 황록색으로 핀다(그림 27).

봄에 비가 많이 오고 가을에 덥고 건조한 날씨가 되면 꽃가루 양이 많아진다. 전국 각지 낮은 지대의 길가, 나대지 개천 변 등에 흔히 퍼져 자라며, 서울지역에서는 양재천, 중랑 천변 및 난지도 주변에 큰 군집을 이루어 자생한다.

단풍잎돼지풀은 북미 원산의 1년생 귀화식물로 중부지방 및 서울 근교에 퍼져있으며, 남부 지방에는 돼지풀보다 적게 분포한다. 역시 돼지풀과 함께 강한 항원성을 지닌 알레르기 유발식물로 높이는 1.5~4m로 돼지풀에 비해 월등히 키가 크고 8~9월에 꽃이 핀다. 최근에는 전국적으로 확산하고 있는 추세이다. 변종인 둥근잎돼지풀은 잎이 갈라지지 않고 타원형이며 서울 근교, 춘천에서 드물게 관찰된다. 돼지풀의 꽃가루 크기는 20~22㎛로 발아구는 공형과 구형이 같이 있는 공구형으로 3개이다. 꽃가루의 표면은 작은 바늘모양의 돌기들이 있다.

돼지풀은 가을철 강한 알레르기 항원성을 보이는 대표적인 알레르기 유발식물이다.

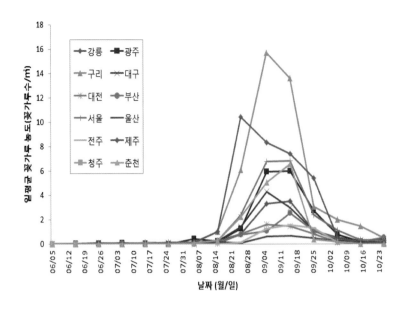

그림 27. 돼지풀 꽃가루가 날리는 시기의 지역별 차이

돼지풀 꽃가루

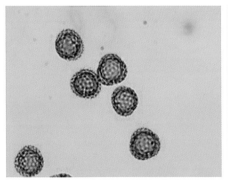
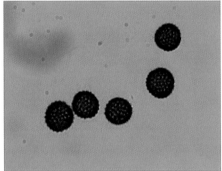

단풍잎돼지풀 꽃가루

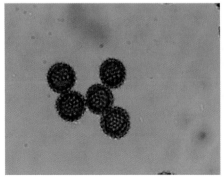
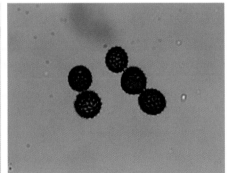

돼지풀 전자현미경사진

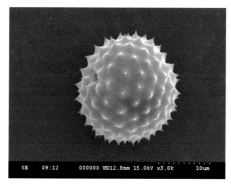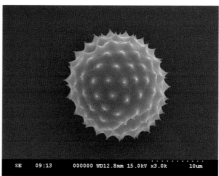

돼지풀 수꽃차례

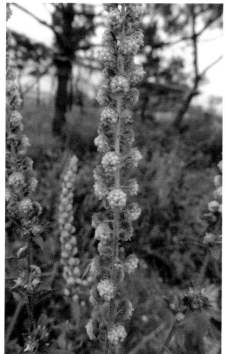

돼지풀 수꽃차례

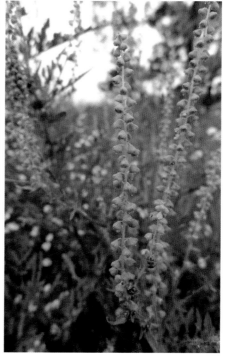

돼지풀 군락

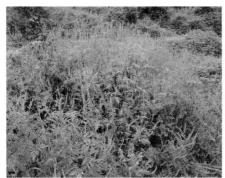

돼지풀 잎

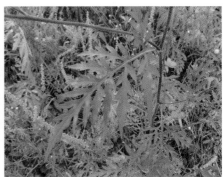

돼지풀

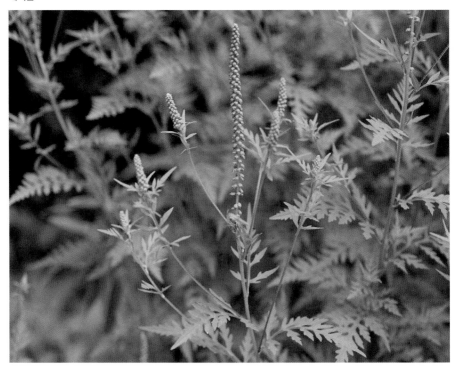

단풍잎돼지풀 수꽃차례

단풍잎돼지풀 꽃차례

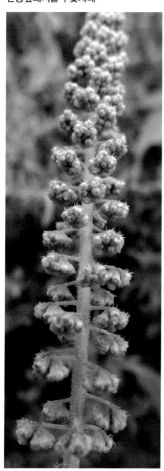

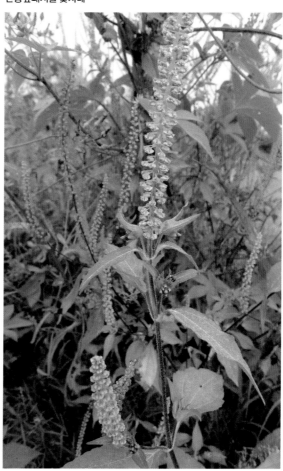

단풍잎돼지풀 암꽃

단풍잎돼지풀 열매

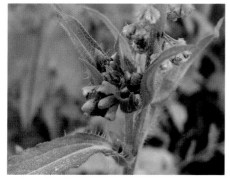

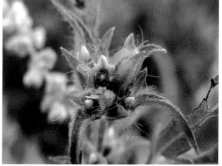

단풍잎돼지풀

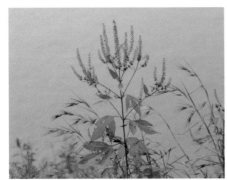

단풍잎돼지풀 군락

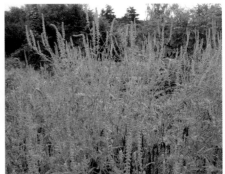

단풍잎돼지풀

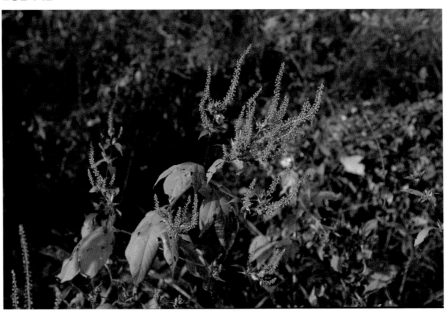

① 우리나라 돼지풀 분포

유럽과 북미에 폭넓게 분포하며 한국전쟁 후 국내에 유입되어 경기 북부에서부터 확산되어 현재는 전국적으로 생태계 위협을 가하고 있는 종이다. 1968년에 국내에 처음으로 알려진 후 외국과의 교역이 활발해지면서 1980년 초부터 중요한 유해식물로 인식되어 1999년 1월 7일 환경부가 생태계를 위해 외래식물로 지정하였다(환경부고시 제 1999-1호). 현재 우리나라 대표적인 가을철 꽃가루알레르기 유발식물이다. 돼지풀은 척박한 곳에서도 잘 자라고 영양이 풍부한 지역일수록 더욱 큰 개체를 형성하는 데 국내에서 전국적으로 도로 주변이나 공터 등에 확산 분포하고 있다. 농경지에도 유입이 되면서 토양의 교란이 생긴 후 바로 확산되는 경향이 있다. 돼지풀은 주로 약산성의 토양을 좋아하고 토양의 교란이 생기면 신속하게 침입하는 경향을 가지고 있다(그림 28).

② 우리나라 단풍잎돼지풀 분포

단풍잎돼지풀의 전국적인 분포 범위는 돼지풀보다는 비교적 제한적이고, 적은 개체 수이지만 전라남도와 제주도를 제외하고 전국적으로 분포하는 것으로 보아 앞으로 지속적으로 확산할 가능성이 높은 종이다. 현재의 분포 범위는 수입 물류량이 많은 부산지역과 경상북도 안동 등 일부 지역, 충청북도의 일부 지역과 대전광역시, 전라북도 전주 인근 등에서 발견되었으며 충청남도 북부지방과 강원도 서북부지방을 중심으로 분포하고 있다. 국내에는 주로 경기 북부지방을 중심으로 확산되어 있고 군부대 주변과 인근 훈련장, 수입 사료를 이용하는 축산농가 주변, 북한강 하천 주변에 집중적으로 분포하고 있다. 주로 경기 북부지역과 강원 서북부지역의 축산농가, 군부대 주변에서 유출되어 북한강과 남한강, 그리고 한탄강을 따라서 서해안 쪽으로 이동하여 확산되어 있을 것으로 유추할 수 있다. 특히 서울의 한강 변에 발생하는 단풍잎돼지풀은 주로 북한강 상류인 파로호 주변 축산농가나 군부대에서 그 종자가 하천을 따라 서울의 한강까지 확산되었을 것으로 사료된다. 단풍잎돼지풀은 돼지풀보다 생육량이 크고 성장이 빠르며, 잎이 넓어 생태계에 미치는 영향이 크다(그림 29).

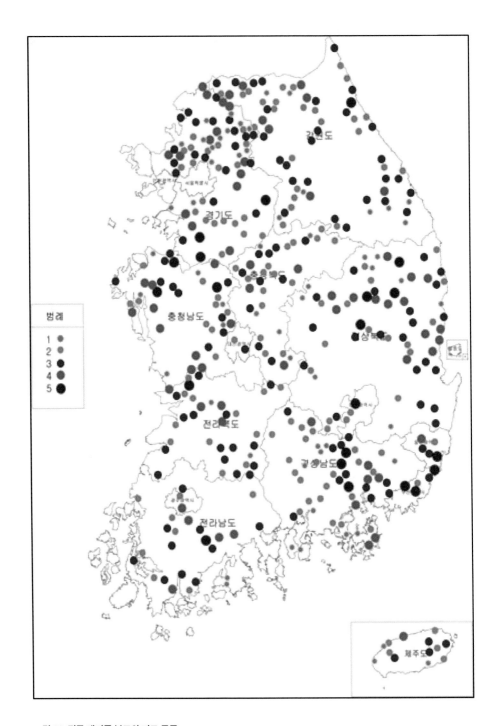

그림 28. 전국 돼지풀 분포와 피도 등급

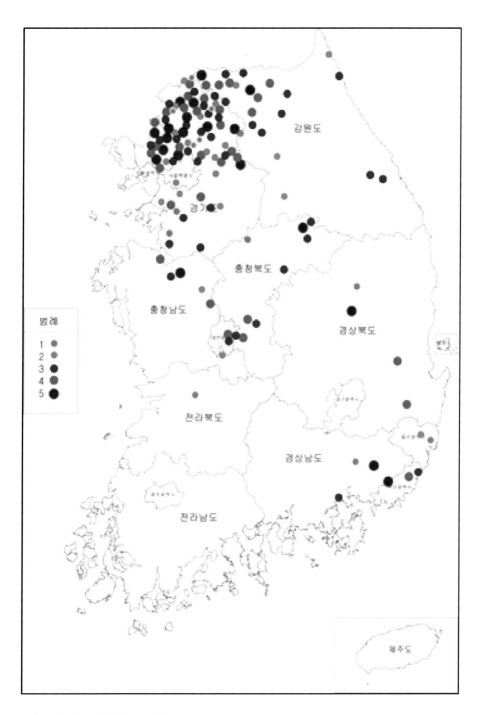

그림 29. 전국 단풍잎돼지풀 분포와 피도 등급

2) 쑥(Sagebrush, Wormwood, Mugwort)

* 분류: 초롱꽃目(Campanulales)-국화科(Asteraceae, Composite family)-쑥屬
    (*Artemisia* L.)
* 학명: Sagebrush(*Artemisia tridentata* Nutt.)
    Wormwood(*A. biennis* Willd., *A. absinthium* L.)
    Mugwort(*A. vulgaris* L.)
    쑥(*A. princeps* Pamp.)
    산쑥(*A. montana* (Nakai) Pamp.)

쑥속 식물은 전국 산야지, 초원, 길가 언덕, 둔지 등에 흔히 자생하는 다년생 초본으로 7~9월에 연한 홍자색의 꽃이 핀다(그림 30). 북반구에 약 390종이 보고되어 있으며, 강한 알레르기 항원성을 지닌 *A. tridentata*, *A. biennis*, *A. absinthium*와 *A. vulgaris*가 주로 분포하여 약 32종이 보고되어 있다. 국내에서 가장 많은 종은 쑥(*A. princeps*)으로 생각되며, 이는 *A. vulgaris*와 가장 유사하다. 꽃가루 크기는 19~28㎛이며 국내에 자생하는 쑥(*A. princeps*)의 꽃가루 크기는 21~24㎛로 발아구는 공구형이고 3개이다.

우리나라 토종 식물로서 강한 알레르기 항원성을 보이는 대표적인 식물이다. 국내외에서 사용되는 쑥 알레르기 피부시험시약은 대개 **Mugwort**로 만들어지는데, 이는 대개의 쑥속 식물 사이에는 교차 알레르기 반응이 있어 한 종만 시약으로 이용한다.

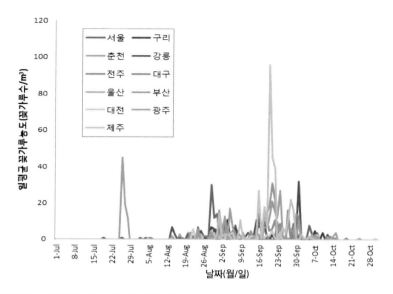

그림 30. 쑥 꽃가루가 날리는 시기의 지역별 차

쑥 꽃가루

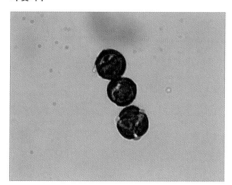

쑥류(*A. vulgaris*) 전자현미경 사진

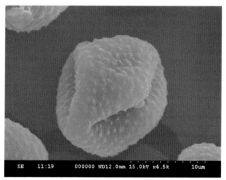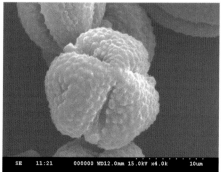

쑥   산쑥

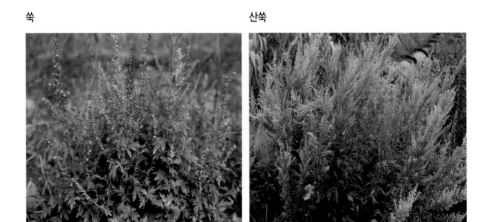

사철쑥   개사철쑥

개사철쑥 꽃   제비쑥

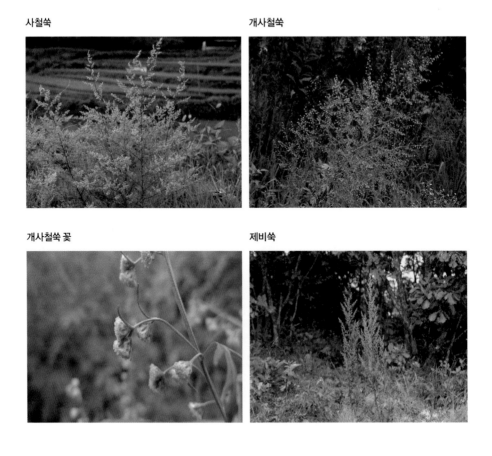

제비쑥 잎

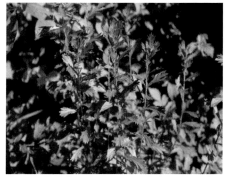

제비쑥 꽃차례

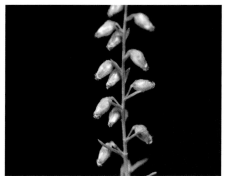

덤불쑥

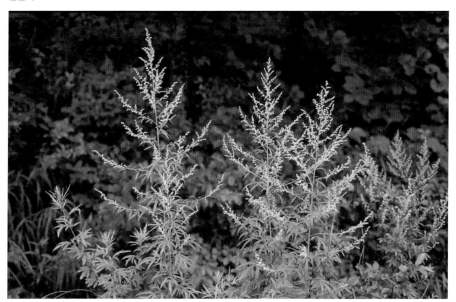

덤불쑥 어린잎

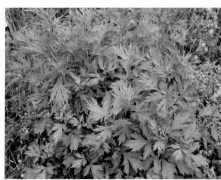

덤불쑥 꽃차례

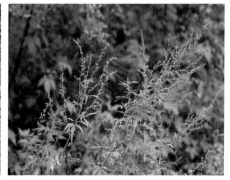

3) 환삼덩굴(Japanese hop)

* 분류: 쐐기풀目(Urticales)-삼科(Cannabaceae)-환삼덩굴屬(*Humulus* L.)

* 학명: 환삼덩굴(*Humulus japonicus* Sieb. et Zucc.)

환삼덩굴속 식물은 북반구에 약 3종이 있으며, 국내에는 2종이 있다. 환삼덩굴은 덩굴성 한해살이 초본으로 꽃은 암수딴그루이며 수꽃이삭은 원추화서, 암꽃이삭은 이삭화서이며 8~9월에 꽃이 핀다(그림 31).

전국 각처의 들, 빈터, 개천가 등에 집단으로 군생하며 길가의 축대, 아파트, 담장 밑 등 도시 및 근교 가릴 것 없이 도처에서 흔히 발견되는 생명력이 강한 잡초이다. 한 강의 지천인 양재천, 중랑천, 안양천, 탄천 및 여의도 주위 난지도 주변에 집단으로 군락을 이루어 자생한다(그림 32). 유사 종으로 열매 이삭을 맥주 원료로 쓰는 홉(hop, *H. lupulus*) 및 환각성이 있는 대마(hemp 혹은 marijuana, *Cannabis sativa*) 등이 있다. 꽃가루의 크기는 22~26㎛로 발아구는 공형이고 3개이다.

미국 및 유럽 등지에서는 분포가 그리 많지 않아 꽃가루알레르기의 중요한 식물로 인식되지는 않으나 우리나라에서는 광범위한 분포지역과 빠른 성장 및 강한 생명력 등을 고려할 때 돼지풀, 쑥, 명아주 등과 함께 가을철의 주요한 꽃가루알레르기의 원인으로 알레르기 발병률이 높아져 가고 있는 식물이다.

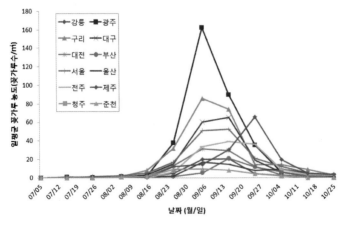

그림 31. 환삼덩굴 꽃가루가 날리는 시기의 지역별 차이

환삼덩굴

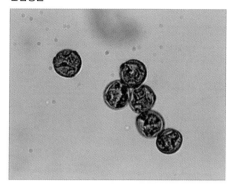

환삼덩굴 전자현미경 사진

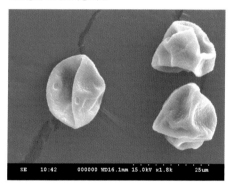 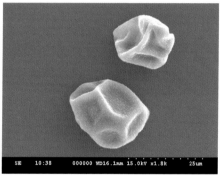

환삼덩굴 군락

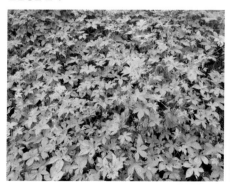

환삼덩굴

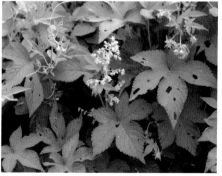

환삼덩굴 수꽃차례

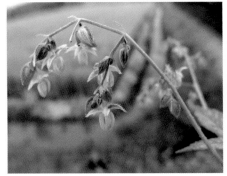 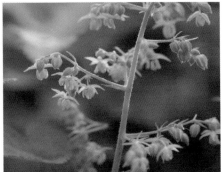

환삼덩굴 암꽃차례

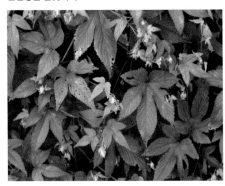 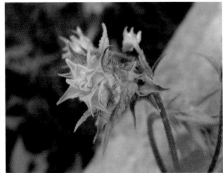

환삼덩굴 열매

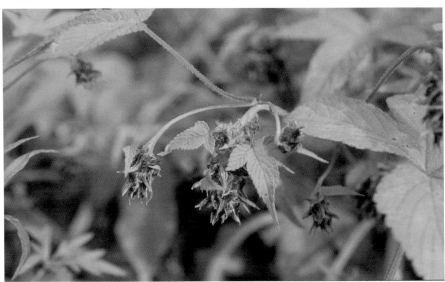

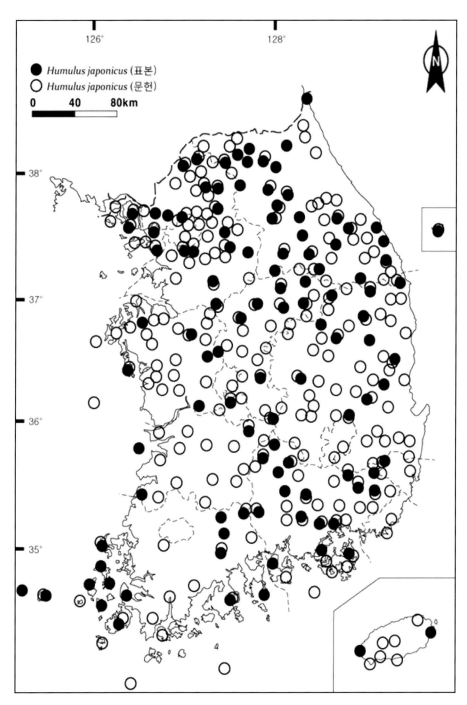

그림 32. 우리나라 환삼덩굴 분포

4) 비름(Pigweed)

* 분류: 중심자目(Centrospermae)-비름科(Amaranthaceae, Amaranth family)-비름屬
    (*Amaranthus* L.)
* 학명: 비름(*Amaranthus mangostanus* L.)
    털비름(Green amaranth 혹은 Redroot pigweed, *A. retroflexus* L.)
    개비름(Wild amaranth, *A. lividus* L.)
    청비름(Slender amaranth, *A. viridis* L.)

　비름속은 세계적으로 약 60종이 있으며, 국내에는 5종이 알려져 있다. 비름은 집근
처에서 자라는 일년초로 어린 순을 나물로 먹기 위해 재배하기도 한다.

　털비름은 열대 아메리카 원산으로 북미, 유럽, 시베리아, 중국, 일본 등지에 분포하
며 국내에는 주로 중부지방의 밭이나 길가에 나는 한해살이 풀이다. 꽃은 7~8월에
피며, 원추형이다. 개비름은 우리나라 각처의 산야지, 집근처, 밭, 빈터나 길가에 흔히
자라는 유럽 원산의 1년생 귀화식물로 6~9월에 녹색의 꽃이 핀다. 청비름도 열대아
메리카 원산의 1년생 귀화식물로 7~9월에 꽃이 핀다(그림 33). 이삭으로 된 꽃이 가
늘게 가지를 쳐 원추형의 꽃을 이룬다.

　비름속 꽃가루는 전자현미경에서 보면 명아주(foosefoot, *Chenopodium*) 꽃가루와
크기와 모양이 아주 비슷하며, 꽃가루의 크기는 털비름은 $28~29\mu m$이고, 개비름은
$22~24\mu m$로 발아구는 두 종 모두 다공형이며 약 33개이다.

　비름속 식물은 가을철 꽃가루알레르기의 주요 원인식물로 강한 알레르기 항원
성을 보인다. 서로 간에 교차 알레르기 반응을 보인다.

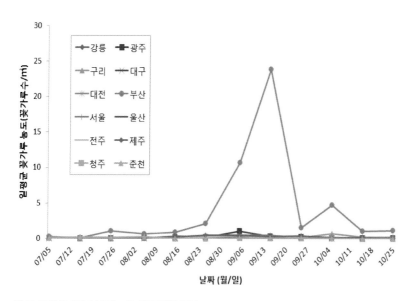

그림 33. 비름 꽃가루가 날리는 시기의 지역별 차이

털비름 꽃가루

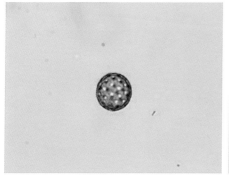 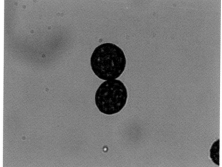

털비름 전자현미경 사진

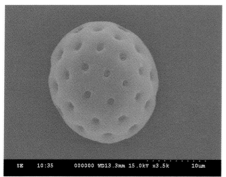 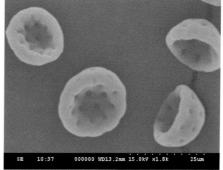

청비름 꽃차례

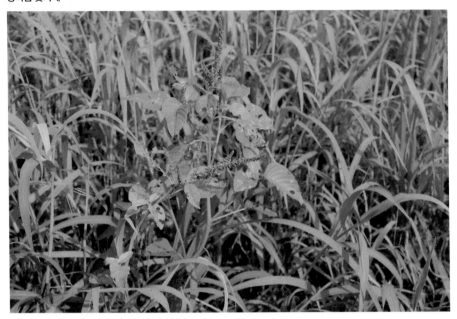

털비름

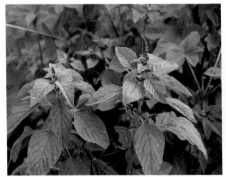

털비름 열매

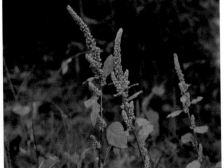

가는털비름

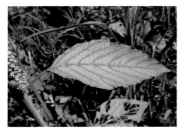

가는털비름 수술

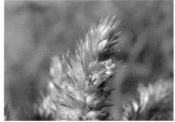

가는털비름 꽃차례

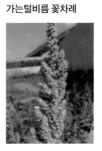

가는털비름

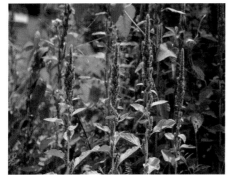

가는털비름 열매

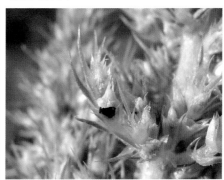

청비름

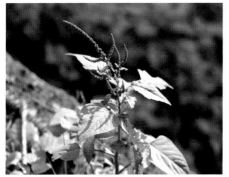

개비름

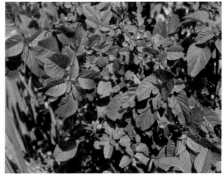

5) 명아주(Goosefoot)

* 분류: 중심자目(Centrospermae)-명아주科(Chenopodiaceae, Goosefoot family)-
　　　 명아주屬(*Chenopodium* L.)
* 학명: 명아주(Goosefoot, Lamb's quarter, *C. album* var. *centrorubrum* Makino)
　　　 양명아주(Mexican tea, *C. ambrosioides* L.)
　　　 취명아주(*C. glaucum* L.)
　　　 청명아주(*C. bryoniaefolium* Bunge)

　명아주속은 세계적으로 약 170종이 있고 국내에는 약 9종이 있는데 대표적 종류는
명아주, 양명아주, 취명아주 등이다. 명아주는 전국 각지의 빈터, 길가, 밭, 밭둑 등지
에 흔히 자생하는 1년생 초본으로 6~9월에 황록색 꽃이 핀다.

　유라시아 원산으로 온대에서 열대지방에 걸쳐 분포하며, 우리나라에는 개항 이후
들어온 귀화식물이다. 양명아주는 명아주속 식물 중 가장 알레르기 항원성이 강한 식
물로 남아메리카 원산이며, 한국전쟁 이후 들어온 귀화식물이다. 중부지방에는 많지
않고 제주도나 남부지역의 바닷가, 빈터, 길가, 둑 등지에서 주로 자라며 6~9월에 꽃
이 핀다. 명아주의 꽃가루 크기는 26~28㎛로 발아구는 다공형이며, 약 52개이다.

　명아주는 비름과 꽃 피는 시기 및 군생 지역이 동일하며, 알레르기 항원성이 높
고 서로 간에 교차 알레르기 반응을 보인다.

흰명아주(*chenopodiam album*) 꽃가루

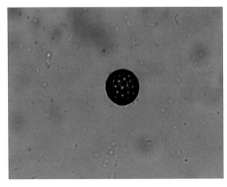
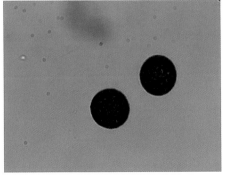

흰명아주 전자현미경 사진

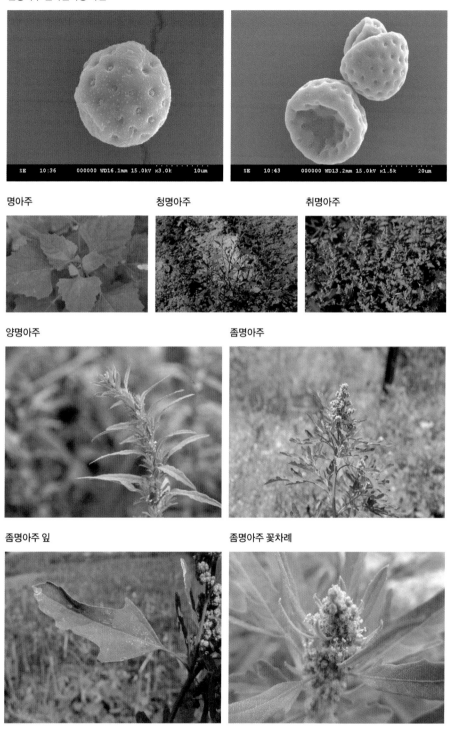

명아주

청명아주

취명아주

양명아주

좀명아주

좀명아주 잎

좀명아주 꽃차례

6) 질경이(Plantain)

* 분류: 질경이目(Plantaginales)-질경이科(Plantaginaceae, Plantain family)-질경
    이屬(*Plantago* L.)
* 학명: 질경이(Asian plantain, *Plantago asiatica* L.)
    창질경이(English plantain, *P. lanceolata* L.)
    왕질경이[Broadleaf plantain, *P. major* var. *japonica* (Fr. & Sav.) Miyabe]

질경이속 식물은 세계적으로 약 250종이 있고 국내에는 6종이 알려져 있다. 질경
이는 전국 각지의 산이나 야지, 길가 등지에 흔히 자생하는 한해살이풀로 차가 다니
는 도로 가운데에서 잘 자란다고 하여 차전초(車前草)라 부르기도 한다.

유럽원산으로 남부지방이나 제주도 등지의 빈터, 밭둑, 길가에 많이 자라며 중부
이북지역에는 많지 않다. 꽃은 흰색이고, 6~8월에 핀다. 왕질경이는 바닷가 양지에
자라는 다년초로 전체에 털이 없고, 5~7월에 개화한다.

질경이의 꽃가루 크기는 23~28㎛로 발아구는 공형이며 5~6개이다. 창질경이
는 23~25㎛이며 발아구는 다공형이며, 약 12개이다.

창질경이는 질경이속 식물 중 알레르기 항원성이 가장 강하다.

창질경이 꽃가루

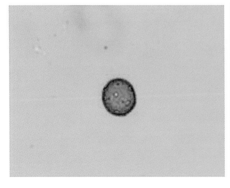 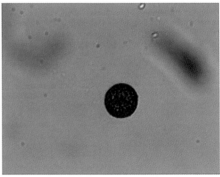

창질경이 전자현미경 사진

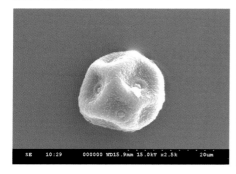 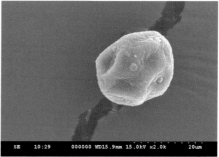

질경이

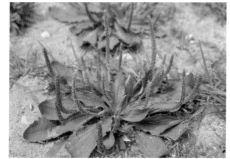

질경이

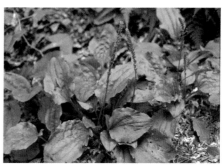

질경이 꽃차례

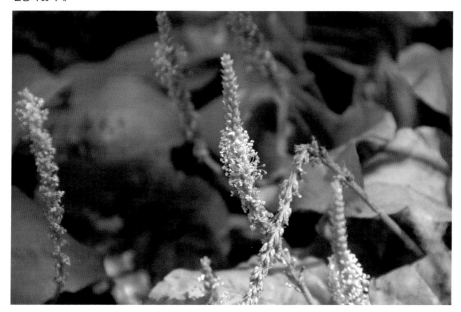

털질경이

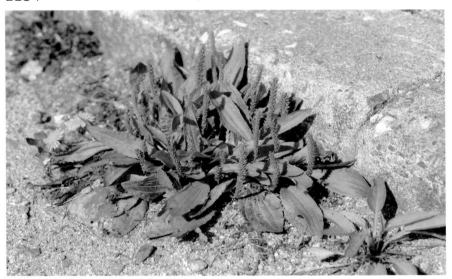

털질경이 꽃차례

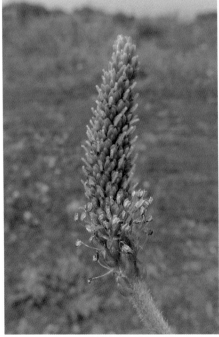

털질경이 열매

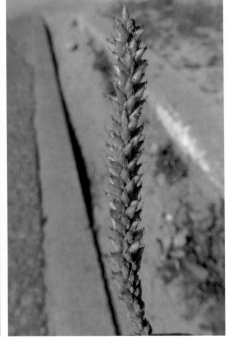

창질경이

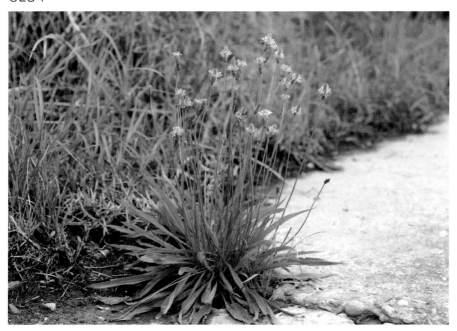

창질경이 꽃차례

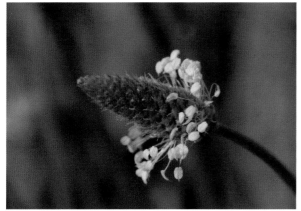

왕질경이 꽃차례

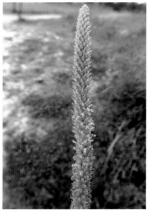

7) 수영(Common sorrel)

* 분류: 마디풀目(Polygonales)-마디풀科(Polygonaceae, Bukwheat family)-소리쟁
이屬(*Rumex* L.)
* 학명: 수영(*Rumex acetosa* L.)
애기수영(*R. acetosella* L.)
소리쟁이(*R. crispus* L.)

소리쟁이속은 세계적으로 약 200종이 있고 국내에 약 12종이 있는데, 대표적으로 수영, 애기수영, 소리쟁이 등이 있다. 귀화식물로 잎은 마주나고 뿌리에서 바로 나온다.

수영은 전국 각처의 산야지, 길가, 초원이나 밭둑 등에 흔히 자생하는 여러해살이풀로 5~6월에 꽃이 핀다. 애기수영은 개항 후 들어온 귀화식물로 국내에서는 중부 이남의 길가 양지바른 땅이나 밭, 정원 등에 자생한다. 다년초로 수영보다 작다. 소리쟁이는 유럽 원산의 귀화식물로 북미, 아프리카, 아시아에 분포하며 6~7월에 개화한다. 수영의 꽃가루 크기는 25~30㎛, 애기수영은 20~24㎛로 발아구는 모두 구형으로 3~4개이다.

알레르기 항원성을 지니고 있고, 소리쟁이속 식물에 알레르기반응을 보이는 환자에서 마디풀과 메밀속 식물인 메밀(*Fagopyrum esculentum* Moench)에도 같은 알레르기반응을 보일 수 있다.

수영 꽃가루

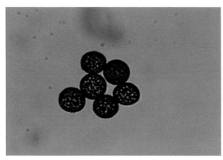

애기수영 꽃가루

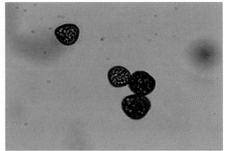

수영 전자현미경 사진

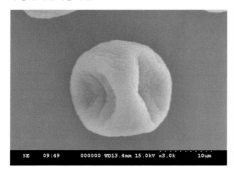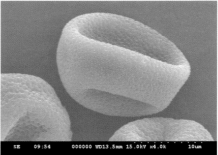

수영

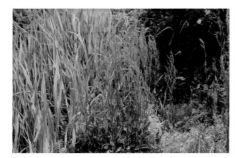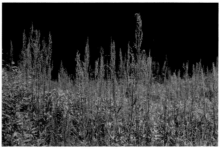

수영 열매

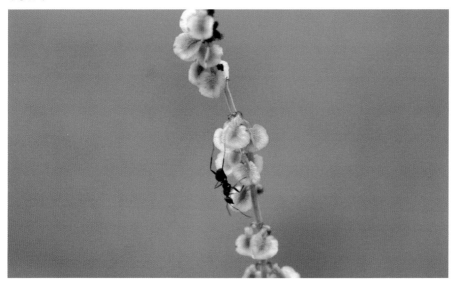

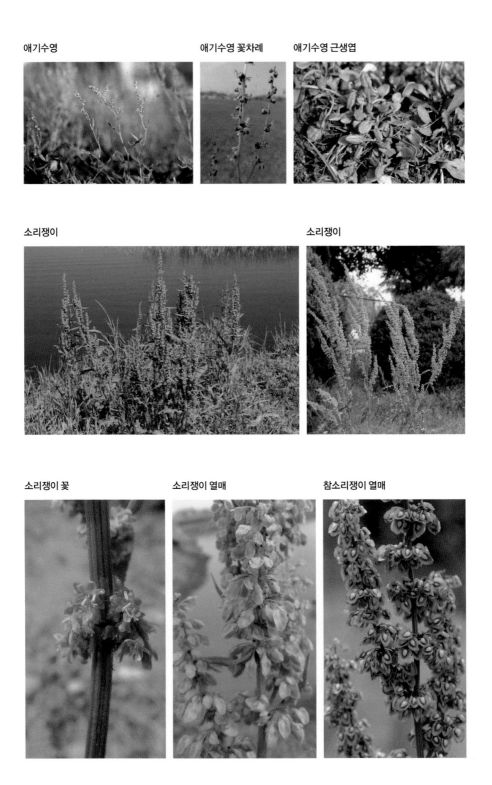

애기수영　　　　　　　　　애기수영 꽃차례　　　　애기수영 근생엽

소리쟁이　　　　　　　　　　　　　　　　　　소리쟁이

소리쟁이 꽃　　　　　　　소리쟁이 열매　　　　　참소리쟁이 열매

돌소리쟁이

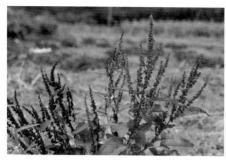

돌소리쟁이 열매

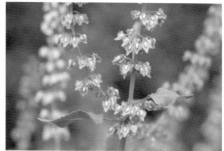

좀소리쟁이

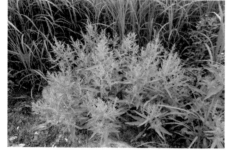

좀소리쟁이 열매

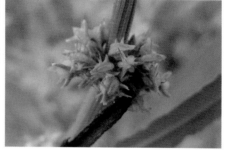

참소리쟁이

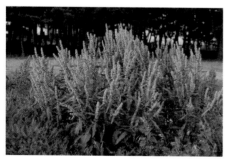

참소리쟁이 열매

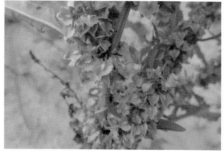

8) 쐐기풀(Nettle)

* 분류: 쐐기풀目(Urticales)-쐐기풀科(Urticaceae, Nettle family)-쐐기풀屬(*Urtica* L.)
* 학명: 쐐기풀(*Urtica thunbergiana* Sieb. et Zucc.)

쐐기풀속 식물은 세계적으로 약 50종이 알려져 있는데 국내에는 약 3종이 생육한다. 쐐기풀은 전국 산지의 응달에서 자라는 다년초로 꽃은 7~8월에 핀다. 꽃가루의 크기는 10~15㎛이며, 발아구는 공형으로 3개이다.

식물체에 바늘모양 털이 나있는데 손으로 만졌을 때 톡 쏘는 기능이 있어 개인 차에 따라 심하게 아프거나 부어오를 수 있어 두드러기나 접촉성 피부염을 유발할 수 있으나, 꽃가루알레르기의 보고는 많지 않다.

쐐기풀류 꽃가루(*U. dioica*)

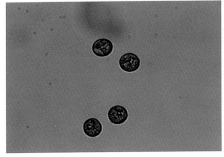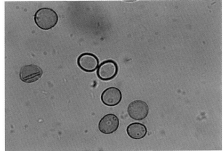

쐐기풀류(*U. dioica*) 전자현미경 사진

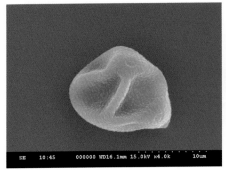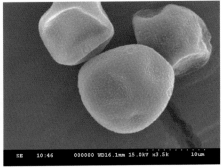

큰쐐기풀

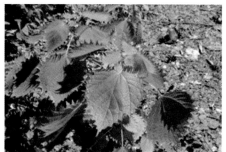

흑쐐기풀 꽃차례

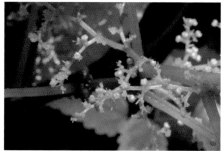

가는잎쐐기풀

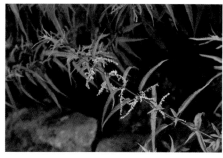

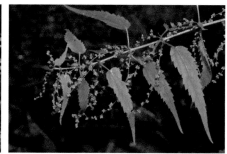

가는잎쐐기풀 꽃차례

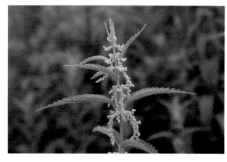

가는잎쐐기풀 열매

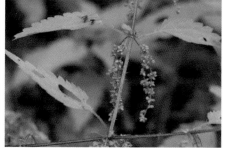

큰쐐기풀

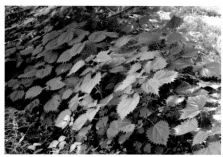

큰쐐기풀 잎

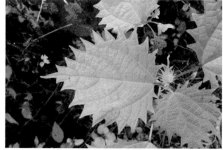

3. 잔디류(Grasses, 목초)

벼과 식물은 세계적으로 약 650속 10,000종이 생육하며, 우리나라에는 약 94속 212종이 알려져 있는 피자식물 중 가장 큰 과 중 하나이다. 일년초 또는 다년초이며, 때로는 목본으로 줄기는 마디를 제외하고 속이 비어 있다. 흔히 곡류로 알려진 벼, 보리, 밀, 귀리, 수수, 옥수수 등이 이 과에 속하며, 경제적으로 매우 중요한 위치를 차지하고 있다. 주요 생육지는 우리나라 전국 산지나 평지 풀밭이고 대표 종으로는 잔디, 큰조아재비, 우산잔디, 호밀풀, 오리새 등이 있다. 유럽에서는 매우 중요한 알레르기 식물로 알려져 있다. 바람에 의해 수정을 하는 풍매화로 화서는 대개 줄기 끝에 이삭화서, 원추화서, 총상화서 모양으로 달리며, 꽃은 양성화 또는 단성화로 4~10월에 걸쳐 꽃이 핀다(그림 34). 꽃가루의 크기는 22~100㎛이나 25~40㎛의 크기를 가지는 꽃가루이 알레르기를 일으키는 것으로 알려져 있다. 꽃가루은 원형에 가까우며, 발아구는 공형으로 단 하나만을 갖는 단공형(1-porate)의 특징이 있다. 벼과 꽃가루은 광학현미경상으로 각 속간이나 종간의 명확한 분류가 어렵다.

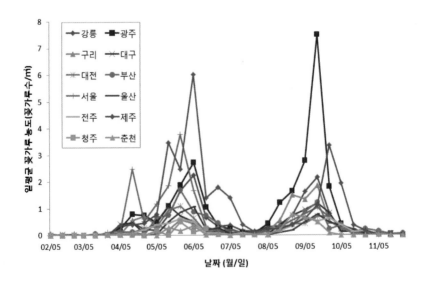

그림 34. 목초 꽃가루가 날리는 시기의 지역별 차이

1) 잔디(Korean lawngrass, Japanese lawngrass)

* 분류: 벼目(Graminales)-벼科(Gramiceae, Grass family)-잔디屬(*Zoysia* Willd.)
* 학명: 잔디(*Zoysia japonica* Steud.)

잔디속에는 세계적으로 10종이 있고 국내에는 5종이 있으며, 우리나라 전국의 산, 들, 해안가나 물가 등에서 나는 다년초이다. 잔디, 금잔디(*Z. matrella*), 비단잔디(*Z. tenuifolia*)는 주로 조경용이나 골프장의 페어웨이, 러프, 티그라운드 등에서 사용되며, 갯잔디(*Z. sinica*), 왕잔디(*Z. macrostachya*) 등은 강가나 해안지대에서 자생한다. 잔디(*Z. japonica*)는 우리나라 전역의 산지, 구릉지에 자생하는 키 10~20㎝ 정도의 다년초 식물로 5~6월에 개화하며, 골프장에서 주로 사용하고 공원, 정원 등의 조경용으로도 많이 쓰인다.

잔디의 항원성 여부에 대한 연구가 많지 않으나 국내에서는 알레르기 유발성이 강하지는 않은 것으로 알려져 있다.

잔디

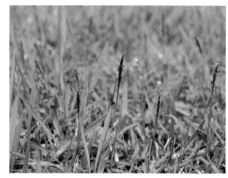
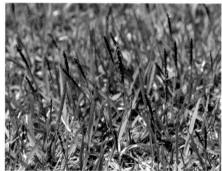

잔디 꽃차례

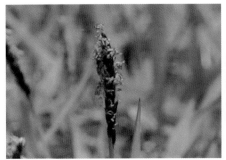

왕잔디

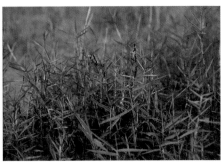

왕잔디 암꽃

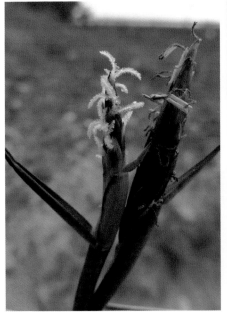

왕잔디 수꽃

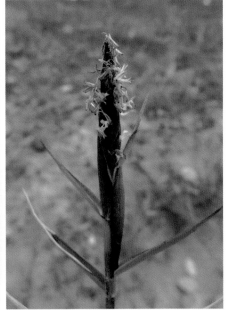

2) 큰조아재비(Timothy grass)

* 분류: 벼目(Graminales)-벼科(Gramiceae, Grass family)-산조아재비屬(*Phleum* L.)
* 학명: 큰조아재비(*Phleum pratense* L.)

산조아재비속은 세계적으로 12종이 있고 국내에는 2종이 있다. 전국 전국의 야산, 밭 주변, 강둑에 자생하는 다년초로 6~7월에 개화하며 키는 50~80㎝ 정도이고 목초나 사료용으로 사용된다.

호밀풀속(*Lolium* L.), 포아풀속(*Poa* L.), 김의털속(*Festuca* L.) 및 오리새속(*Dactylis* L.)의 목초식물과 유사한 항원성을 보인다. 목초꽃가루에 의한 알레르기 증세가 의심되는 경우 대표적으로 알레르기 피부반응 검사를 시행하는 식물이다. 꽃가루의 크기는 단공형으로 38~42㎛이다.

유럽 및 북미지역에서는 알레르기와 관련된 주요한 목초식물이지만 국내에서는 아직 알레르기 유발에 대한 보고는 많지 않다.

큰조아재비 꽃가루

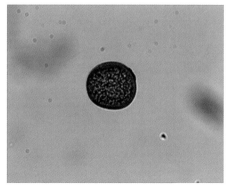

큰조아재비 전자현미경 사진

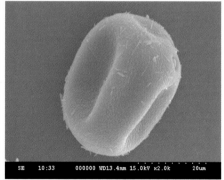

큰조아재비

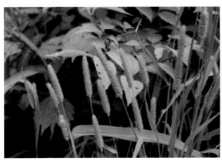

큰조아재비 꽃차례

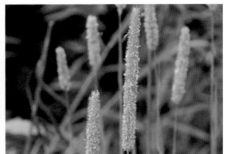

큰조아재비

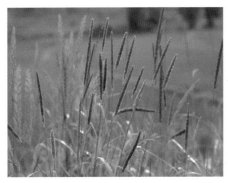

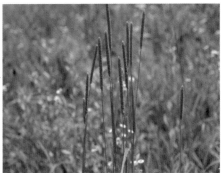

3) 우산잔디(Bermuda grass)

* 분류: 벼目(Graminales)-벼科(Gramiceae, Grass family)-우산잔디屬(*Cynodon* Rich. in Pers.)
* 학명: 우산잔디[*Cynodon dactylon* (L.) Pers.]

아프리카가 원산인 우산잔디속 식물은 전 세계에 약 10여 종이 분포하며, 국내에는 1종이 존재한다. 우리나라 남부 해안가에 자생하는 다년초로 약 20㎝의 키에 줄기는 곧게 서며, 끝부분이 3~7개의 가지가 우산대모양으로 갈라져 우산잔디라 불리며 6~8월에 개화한다. 바랭이속(*Digiraria* Heister) 식물과 모습이 유사하나 바랭이는 갈라진 가지가 손가락 모양으로 좀 더 위를 향해 뻗어있다. 꽃가루의 크기는 단공형으로 28~30㎛이다.

유럽 및 북미지역에서는 알레르기와 관련한 주요한 목초식물이지만 국내에서는 아직 알레르기 유발에 대한 보고는 많지 않다.

우산잔디 꽃가루

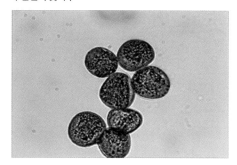

우산잔디 전자현미경 사진

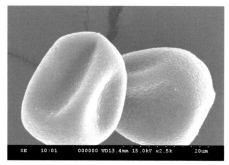
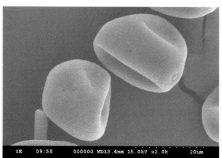

우산잔디

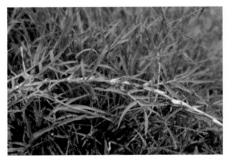

우산잔디 군락

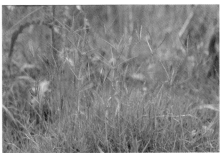

우산잔디 꽃차례

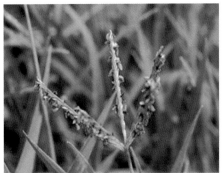

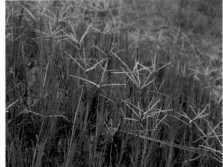

4) 오리새(Orchard grass)

* 분류: 벼目(Graminales)-벼科(Gramiceae, Grass family)-오리새屬(*Dactylis* L.)

* 학명: 오리새(*Dactylis glomerata* L.)

오리새속 식물은 전 세계에 약 1종이 분포하고 국내에는 1종이 존재한다. 유럽원산의 다년초로 처음에는 목초로 재배되었으나 전국 각지의 길가나 빈터, 강둑에 자생한다. 키는 60∼120㎝이고 3∼5개의 마디가 있으며, 6∼7월에 개화하고 10∼30㎝의 원추꽃차례를 이룬다.

큰조아재비(timothy grass)와 알레르기 교차반응을 보인다. 꽃가루는 단공형으로, 크기는 34∼40㎛이다.

오리새 꽃가루

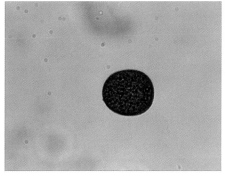

오리새

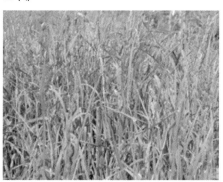

오리새 꽃차례

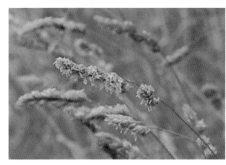

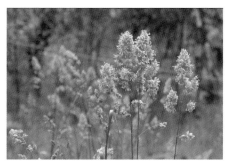

오리새 새순

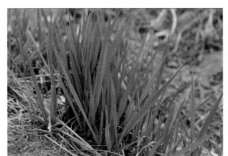

오리새 꽃차례

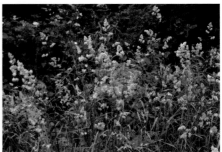

표 4. 수록 식물 목록

과명	한국명	영명	학명
Fagaceae 참나무과	상수리나무 떡갈나무 굴참나무 갈참나무 신갈나무 너도밤나무	Oriental chestnut oak Daimyo oak Oak Oriental white oak Mongolian oak Beech	*Quercus acutissima* Carruth. *Q. dentata* Thunb. *Q. variavilis* Bl. *Q. aliena* Bl. *Q. mongolica* Fisch. ex Ledeb. *Fagus engleriana* Seem. ex Diels
Betulaceae 자작나무과	자작나무 오리나무 개암나무	Birch Alder Hazelnut	*Betula platyphylla* var. *japonica* (Miq.) H. Hara *Alnus japonica* (Thunb.) Steud. *Corylus heterothylla* Fisch. ex Trautv.
Salicaceae 버드나무과	버드나무 이태리포플러	Korean willow Italian poplar	*Salix koreensis* Ander. *Populus euramericana* Guinier
Ulmaceae 느릅나무과	느릅나무 팽나무	Japanese elm Hackberry	*Ulmus davidiana* var. *japonica* Nakai *Celtis sinensis* Persoon
Moraceae 뽕나무과	뽕나무	Mulberry	*Morus alba* L.
Platanaceae 버즘나무과	양버즘나무	Planetree	*Platanus occidentalis* L.
Aceraceae 단풍나무과	단풍나무	Maple	*Acer palmatum* Thunb.
Juglandaceae 가래나무과	호두나무	Walnut	*Juglan sinensis* Dode
Oleaceae 물푸레나무과	물푸레나무	Korean ash	*Fraxinus rhynchophylla* Hance
Taxodiaceae 낙우송과 (삼나무과)	삼나무	Japanese cedar	*Cryptomeria japonica* (L. f) D. Don
Pinaceae 소나무과	소나무	Pine	*Pinus densiflora* Siebold & Zucc.
Asteraceae 국화과	돼지풀 단풍잎돼지풀 둥근잎돼지풀 쑥 산쑥 쑥종류 쑥종류 쑥종류	Common ragweed Giant ragweed Sagegrush Wormwood Mugwort	*Ambrosia artemisiifolia* L. *A. trifida L.* var. *trifida* *A. trifida* for. *integrifolia* (Muhi.) Fern. *Artemisia princeps* Pamp. *A. montana* (Nakai) Pamp. *A. tridentata* Nutt. *A. absinthium* L. *A. vulgaris* L.

Amaranthaceae 비름과	비름 털비름 개비름 청비름	Green amaranth Wild amaranth Slender amaranth	*Amaranthus mangostanus* L. *A. retroflexus* L. *A. lividus* L. *A. viridis* L.
Chenopodiaceae 명아주과	명아주 양명아주 취명아주 청명아주	Goosefoot Mexican tea	*Chenopodium album* var. *centrorubrum* Makino *C. ambrosioides* L. *C. glaucum* L. *C. bryoniaefolium* Bunge
Cannabaceae 삼과	환삼덩굴	Japanese hop	*Humulus japonicus* Siebold et Zucc.
Plantaginaceae 질경이과	질경이 창질경이 왕질경이	Asian plantain English plantain	*Plantago asiatica* L. *P. lanceolata* L. *P. major* var. *japonica* (Fr. & Sav.) Miyabe
Polygonaceae 마디풀과	수영 애기수영 소리쟁이	Common sorrel Sheep sorrel Curly dock	*Rumex acetosa* L. *R. acetosella* L. *R. crispus* L.
Urticaceae 쐐기풀과	쐐기풀	Nettle	*Urtica thunbergiana* Siebold et Zucc.
Gramiceae 벼과	잔디 우산잔디 큰조아재비 오리새	Lawngrass Bermuda grass Timothy grass Orchard grass	*Zoysia japonica* Steud. *Cynodon dactylon* (L.) Pers. *Phleum pratense* L. *Dactylis glomerata* L.

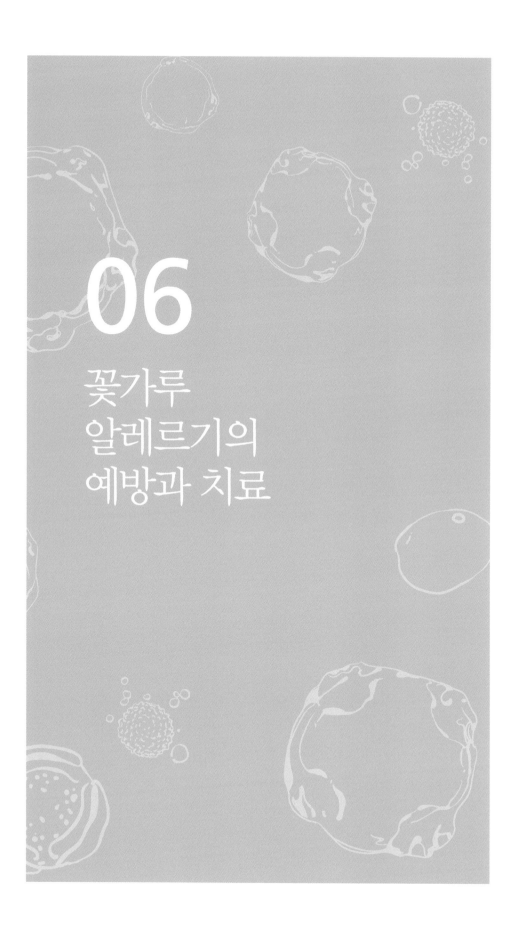

06

꽃가루
알레르기의
예방과 치료

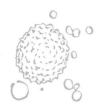

1. 알레르기비염과 관련된 증상과 증후

꽃가루로 알레르기비염이 발생할 경우 대부분 감기로 오해하고 약을 먹거나 병원을 찾는 경우가 많다. 이런 경우 정확한 진단으로 감기 여부를 빨리 판단해 치료를 해야 한다. 일반적으로 감기는 재채기보다는 가래를 동반한 기침이 더 심하다. 또 맑은 콧물이 나오기보다 누런색의 염증성 콧물이 더 많다. 게다가 침을 삼킬 때 목이 아프거나 두통, 미열과 같은 다른 전신적 증상을 동반한다.

알레르기비염의 가장 중요한 3대 증상은 재채기, 코막힘, 다량의 맑은 콧물이다. 이런 증상이 지속적이거나 자주 발생하면 역시 알레르기비염을 의심해봐야 한다. 코가 가장 심하게 막히는 때는 누웠을 때고, 재채기와 콧물과다는 아침에 깨어나서 오랜 시간 동안에 가장 많이 나타난다. 눈이나 코 또는 입천장에 가려움증을 느끼는 일도 있는데 눈물이 나오거나 눈이 충혈되고 눈꺼풀이 붓는 일도 있다.

시간이 지나면서 이차적 증상들이 나타나기도 한다. 우선 입맛 또는 냄새 맡는 능력이 없어지거나 감소된다. 이것은 비점막이 부어 냄새가 후각 수용체에 도달할 수 없기 때문에 발생되는 현상이다. 오래되면 두통이나 얼굴에 통증을 호소하고 코가 목으로 넘어가는 현상이 나타나며, 이로 인해 기침을 호소하는 경우도 많이 있다. 이러한 증상이 야간에 나타나면 잠을 자지 못해 수면장애를 겪을 수도 있다.

알레르기비염 환자들의 모습에서 나타나는 소견들도 진단에 도움이 될 때가 많이 있는데, 우선 얼굴의 모양이나 표정이 특징적이다. 얼굴표정으로 진단에 도움을 받을 수 있는 경우는 대부분 어린이들이다. 비염을 장기간 앓고 있는 어린이는 눈 밑의 피부가 보라색 비슷한 어두운색으로 변한다. 이를 '알레르기 그림자'라고 부른다. 이런 변화가 생기는 이유는 코점막의 부종으로 인한 정맥의 울혈 때문이다.

또한 코가 몹시 가려울 경우 코를 아래에서 위로 문지르게 되는데 이를 '알레르기 경례'라고 부른다. 이는 마치 영국 기마병이 경례하는 모습과 비슷하다 하여 붙인 별명이다. 한편 우리나라 어린이들은 대개 코를 좌우로 문지르는 양상을 보인다. 또 코를 비벼서 콧등의 아랫부분에 생기는 수평 방향의 주름이 잡히는 경우도 많다. 코가 막히는 증상이 심해지면 아이들은 코로 호흡을 잘못해서 입을 벌리고 숨을 쉬게 되는데, 이처럼 입을 벌리고 있는 특징적인 얼굴 모양을 '아데노이드성 얼굴'이라고 부른다.

2. 꽃가루 알레르기 예방 수칙

꽃가루는 계절성 항원이라 봄과 가을만 조심하면 되지만 사실 꽃가루를 피하기란 쉽지 않다. 특히 나무나 잡초 등 꽃가루가 발생하는 근원지를 제거하는 것은 현실적으로 불가능하다. 하지만 조금만 노력한다면 알레르기 발생 가능성은 많이 줄일 수 있다. 환자나 가족이 외출했다가 돌아올 때는 옷에 묻은 꽃가루를 꼭 털어내고, 환자로 하여금 유행 시기에는 꼭 마스크를 쓰게 하고, 창문을 닫고 지내면 꽃가루로부터의 노출을 어느 정도 막을 수 있다. 혹시라도 꽃가루 알레르기로 고생한다면 다음의 생활수칙 실천을 권한다.

① 꽃가루 유행 시기에는 가급적 외출을 자제한다. 꽃가루의 접촉을 최대한 피하는 게 상책이다. 특히 꽃가루가 새벽이나 아침(오전 5시~10시)에 많이 날리는 점을 고려해 가급적 이때는 바깥출입을 하지 않는다.

② 외출 뒤에는 문밖에서 옷의 먼지를 털고 실내로 들어간다. 꽃가루 알레르기를 일으키는 입자는 아주 미세해 옷에 붙어 있기 쉽다.

③ 외출 후 손과 발, 얼굴, 눈을 깨끗이 씻자. 눈에 미세 먼지나 꽃가루가 들어갔을 수 있으므로 미지근한 물로 눈을 닦아 눈과 코에 꽃가루를 제거하여 증상유발을 막는다.

④ 창문은 닫아둔다. 집안에 있어도 창문 틈새를 통해 실내로 꽃가루가 들어오는 경우가 많다. 필요하면 에어컨을 사용하여 공기를 청정하게 유지한다. 자동차의 창문

도 꼭 닫는다.

⑤ 빨래는 집안에서 말린다. 밖이나 오픈된 베란다에서 빨래를 말리면 공중에서 떠다니는 꽃가루가 옷에 묻을 확률이 높다.

⑥ 감기와 혼동하지 않는다. 알레르기비염은 맑은 콧물이나 가려움증, 재채기가 심한 것이 특징이다. 부모가 모두 알레르기가 있으면 자녀는 80%, 한쪽만 있으면 60% 정도가 알레르기를 일으키므로 주의 깊게 살핀 뒤 전문의와 상담을 한다.

⑦ 과도한 약 복용은 삼간다. 꽃가루 알레르기 증상을 보이면 정기적으로 전문의와 상담하고 적절한 알레르기 약을 먹는다.

꽃가루 예보제란?

꽃가루 예보제는 알레르기를 유발할 수 있는 꽃가루를 각 지역별로 채집하고 분석해 꽃가루 종류와 분포를 예보하는 제도이다. 방송이나 신문 등에 지역별, 일별로 이를 알리면 꽃가루 알레르기 환자가 꽃가루에 지장을 덜 받으며 운동이나 일, 학습 등 일상생활을 할 수 있다.

유럽이나 미국 등 알레르기가 심한 지역에서는 1990년부터 활성화되어 방송이나 신문 등에서 매일 일기예보와 같이 보도한다.

우리나라는 대한소아알레르기호흡기학회와 국립기상과학원 주관으로 전국 8개 지역을 거점으로 꽃가루 분포와 종류를 조사해 우리나라 고유의 기본 자료를 확보했다. 이 자료를 토대로 우리나라도 올해부터 꽃가루 예보제를 시행하고 있다. 꽃가루 예보는 기상청 홈페이지(www.kma.go.kr)이나 꽃가루알레르기 홈페이지(www.pollen.or.kr)에서 꽃가루의 동향을 확인할 수 있다.

3. 꽃가루 알레르기의 진단과 치료

꽃가루 알레르기를 진단하는 방법은 여러 가지가 있으나 가장 흔하게 사용하는 알레르기 진단방법은 알레르기 피부시험이나 혈액 알레르기검사이다.

알레르기 피부시험과 혈액 알레르기검사를 비교하면 서로 일장일단이 있지만, 일반적으로 피부시험이 알레르겐에 대해 감수성과 특이성이 좋고, 검사한 후 30분 이내로 결과를 볼 수 있으며, 또한 혈액검사에 비해 비교적 저렴하다는 장점이 있다. 단, 약물을 복용 중이거나 아토피피부염 등 다른 피부질환이 있는 경우 시행하기가 어렵다.

혈액 알레르기검사에서는 총 면역글로부린 수치와 말초혈액 호산구 등을 측정하여 알레르기 체질인가를 확인하게 되며 어떤 종류의 알레르기가 있는지 종류검사를 시행하게 된다.

알레르기비염은 우선적으로 항히스타민제를 처방해 치료한다. 항히스타민제는 일반적으로 코 가려움증이나 콧물 등에 효과가 좋은 반면 졸음이 쏟아지는 부작용이 있어 근무 중이나 운전 중에는 복용을 삼가야 한다. 최근에는 이러한 졸음 증상을 최소화시킨 제2세대 항히스타민제가 개발되어 시판되고 있어 안전하게 복용할 수 있다.

한편 코가 막히는 증상이 동반되면 항히스타민으로 해결되지 않는 경우가 많다. 이때는 스테로이드 코 분무제나 비충혈제를 사용한다. 이런 경우 비충혈제는 7일 이상 사용할 경우 역으로 코막힘이 심해지는 경우가 있으므로 주의해야 한다. 그러므로 꼭 알레르기 전문의와 상담한 뒤 사용해야 한다.

알레르기비염이 매년 지속되거나 증상이 복용하는 약으로 해결되지 않으면 주사를 일정 기간 맞거나 혀 밑에 약물을 투입해 면역력을 증강시키는 면역요법을 활용할 수 있다. 최근 이러한 설하요법(sublingual therapy)이 개발되어 처방되고 있다.

4. 국내에서 처방되고 있는 알레르기비염 약제

① 클라리틴

제품명	회사명	성분명	효능 효과(적응증)
클라리틴® 정 (CLARITYNE)	한국엠에스디(유)	로라타딘 (Loratadine)	1. 알레르기비염(재채기, 코막힘, 눈, 코가려움, 눈의 작열감) 2. 만성 특발성 두드러기
용법 및 용량			**실물사진**

1. 성인 및 12세 이상의 소아청소년: 로라타딘으로서 1일 1회 10mg을 경구투여한다.
2. 6~12세 미만의 소아
  -체중 30kg이상: 1일 1회 10mg 투여
  -체중 30kg이하: 1일 1회 5mg 투여			

② 에리우스

제품명	회사명	성분명	효능 효과(적응증)
에리우스®정 (AERIUS)	한국엠에스디(유)	데스로라타딘 (Desloratadine)	다음 질환의 증상 완화 1. 알레르기성 비염 2. 만성 특발성 두드러기
용법 및 용량			**실물사진**
성인 및 12세 이상의 소아: 식사와 관계 없이 1회 1정, 1일 1회 경구투여			

③ 싱귤레어

제품명	회사명	성분명	효능 효과(적응증)
싱귤레어® (SINGULAIR)	한국엠에스디(유)	몬테루카스트 나트륨 (Montelukast sodium)	1. 천식의 방지 및 지속적 치료 2. 계절 및 연중 알레르기 비염 증상 완화
용법 및 용량			**실물사진**
12개월~5세: 저녁에 4mg 1회 1포 복용 2~5세: 1일 1회 4mg 1정 씹어 복용 6~14세: 1일 1회 5mg 1정 씹어 복용 15세 이상 및 성인: 1인 1회 10mg 1정 복용			

④ 나조넥스

제품명	회사명	성분명	효능 효과(적응증)
나조넥스® 나잘스프레이 (Nasonex)	한국엠에스디(유) (유한과 공동판매)	모메타손푸로에이트 (Mometasone furoate)	성인 및 2세 이상의 소아 : 계절 알레르기비염 및 연중비염. 중등도-중증의 계절 알레르기 비염의 증상이 있었던 환자의 예방요법은 화분기 시작 예정일(알러젠 노출예정일)의 2 ~ 4주 전에 시작할 수 있다.
용법 용량			**실물 사진**
1) 성인(고령자 포함) 및 12세 이상의 청소년 :일반적으로 1회 각 비공에 2번씩 1일 1회 분무 한다(1일 총용량 0.2 mg). 2) 2 ~ 11세의 어린이: 일반적으로 1회 각 비공마다 1번씩 1일 1회 분무한다(1일 총용량 0.1 mg).			

⑤ 옴나리스

제품명	회사명	성분명	효능 효과(적응증)
옴나리스 나잘 스프레이	다케다제약 제조 제일약품㈜ 판매	micronized ciclesonide 0.714㎎/㎖	계절성 알레르기 비염: 성인 및 6세 이상 소아의 계절성 알레르기 비염 증상 치료
용법 용량			실물 사진
계절성 알레르기 비염: 성인 및 6세 이상 소아 1일 1회 200 ㎍, 양쪽 비공에 각각 2번씩 분무(1분무 당: 50㎍), 1일 최대 200㎍			

⑥ 알레그라

제품명	회사명	성분명	효능 효과(적응증)
알레그라 정	㈜ 한독 사노피아 벤티스	fexofenadine HCl 120㎎	계절 알러지성비염에 의한 다음 증상의 완화: 재채기, 콧물, 코·구강· 인후의 가려움, 눈의 가려움, 눈물흘림증, 충혈, 비충혈
알레그라 디 정		fexofenadine HCl 60㎎, pseudoephedrine HCl 120㎎	
용법 용량			실물 사진
12세 이상: 1회 1정 1일 2회. 음식물과 함께 섭취하지 않는 것이 바람직함.			

⑦ 아바미스

제품명	회사명	성분명	효능 효과(적응증)
아바미스 나잘 스프레이	GSK	플루티카손 푸로에이트 (Fluticasone furoate 27.5㎍)	성인 및 2세 이상의 소아에서 계절성 또는 통년성 알레르기 비염 증상의 치료
용법 용량			실물 사진
1. 성인 및 12세 이상의 청소년: 1일 1회, 각 비강에 2번씩 분무 2. 2~11세의 소아:초기 권장 용량은 1일 1회, 각 비강에 1번씩 분무			

⑧ 씨잘

제품명	회사명	성분명	효능 효과(적응증)
씨잘	유한양행	정제로 Levocetirizine 5mg, 액제로 Levocetirizine 1.25mg	- 다년성 알러지성 비염 (PAR) - 계절성 알러지성 비염(SAR) - 지속성 알러지성 비염 (PER) - 만성 특발성 두드러기 (CIU)
용법 용량			실물 사진
- 성인 및 6세 이상 소아 : 정제는 1회 1정, 액제는 1회 10ml (Levocetirizine 5mg), 1일 1회. - 6세 미만 1세 이상 소아 : 액제 1회 2.5ml(Levocetirizine 1.25mg), 1일 2회			

⑨ 씨투스

제품명	회사명	성분명	효능 효과(적응증)
씨투스® 건조시럽/ 현탁정 (CITUS)	삼아제약㈜	Pranlukast hydrate	1. 기관지 천식 2. 통년성 알레르기 비염
용법 용량			실물 사진
소아 : 1일 체중 kg당 7mg을 아침, 저녁 식후 2회로 나누어 경구 투여 1일 최고용량은 체중 kg당 10mg이며, 1일 450mg을 초과해서는 안 된다. 1회 체중 kg당 표준투여량을 1일 2회 아침, 저녁 식후에 투여			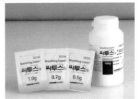

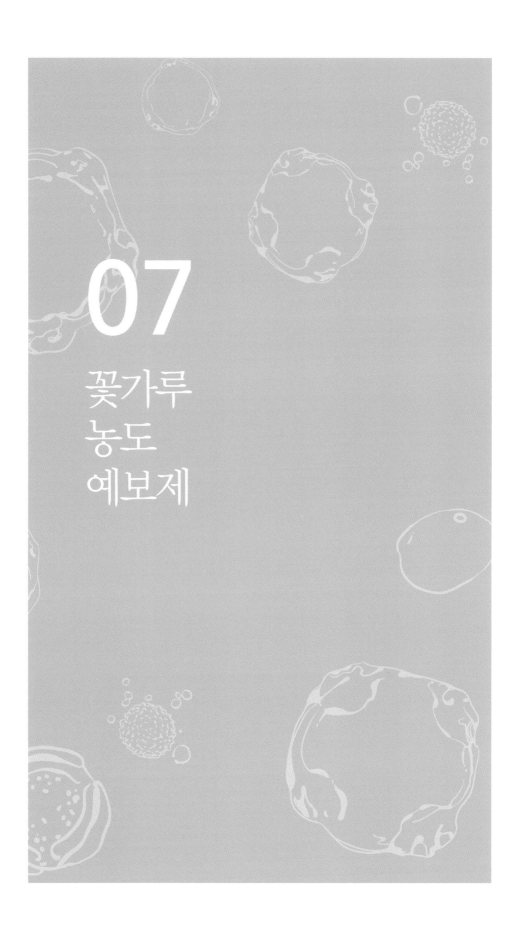

07

꽃가루 농도 예보제

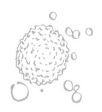

　서울을 비롯한 총 8개 지역에 꽃가루 관측 장비를 설치하여 자료를 수집한 결과 꽃가루는 연중 계속적으로 관측되고 있다. 그리고 그 종류별 분포 또한 지역별로 유사하게 나타나고 있으나 일부 지역의 경우 지역별 특성이 고려된 꽃가루 분포를 보인다. 그 종류에 따라 수목류는 3~5월, 잔디류는 5~9월, 잡초류는 8~10월에 주로 관측된다. 수목류의 경우 소나무, 참나무, 오리나무, 자작나무 등이 주를 이루었으며, 잡초류의 경우 환삼덩굴, 쑥, 돼지풀이 주를 이루었다. 수목류는 전 지역에서 농도가 매우 높게 나타나고 있으나 알레르기 유발 가능성은 잡초류가 더 높게 나타난다. 꽃가루 농도의 변화는 기온, 강수, 일조시간 등과 같은 기상요소와 긴밀한 관계가 있으며, 특히 기온과 강수는 꽃가루 농도를 결정짓는 데 중요하게 작용한다. 국립기상과학원와 대한소아알레르기호흡기학회 꽃가루연구회는 기상에 따른 꽃가루 농도 예보식 개발을 위해 꽃가루 농도에 영향을 줄 것으로 판단되는 10여 가지 기상요소를 선별하고 서울지역의 과거 10여 년간 관측 자료를 이용하여 다변량 통계자료 분석기법에 의한 종별·월별 예보식을 개발하였다.

　꽃가루 농도 예보 산출식 개발을 위해 꽃가루 농도 변화에 영향을 줄 것으로 생각되는 일별 기상요소들을 총 10가지(평균기온, 강수량, 평균풍속, 평균습도, 최고기온, 최저기온, 일교차, 강수 지속시간, 7일 누적일조시간, 적산온도)로 선별하여 종별·월별 꽃가루 농도 예보 산출식을 개발하였다. 소나무와 소나무 이외 수목류의 경우 4월과 5월로, 잡초류의 경우 9월과 10월로 분류하여 산출식을 개발하였다(표 5~7).

　분석방법으로 다중회귀분석, 군집분석, 판별분석을 사용하였다. 회귀분석(Regression Analysis)은 불확실한 상황에서 나타나는 현상을 설명하고 예측하는 문제를 정확하고 과학적인 통계기법으로 분석하고자 하는 방법으로 본질적으로 독립변

수라 불리는 하나 또는 둘 이상의 변량들에 기초하여 종속변수에 미치는 영향력의 크기를 알아보려고 하는 분석기법이라 할 수 있다.

군집분석(Cluster Analysis)은 연구대상이 되는 N개의 객체들이 p개의 변수에 의해 관찰되어 크기(N×p)인 자료행렬이 주어졌을 때, 각 객체의 관찰값에 대응되는 p차원 벡터를 p차원 공간에서의 한 점으로 생각하여 같은 군집에 속한 객체들 간에는 밀접한 상사성(similarity)이, 서로 다른 군집에 속하는 객체들 사이에는 비상사성(dissimilarity)이 존재한다는 원칙하에 연구대상 객체들을 분류하는 탐색적 다변량 통계자료 분석기법이다. 군집분석의 방법으로는 계층적 군집방법(Hierarchical clustering method)과 비계층적 군집방법(Non-hierarchical clustering method)이 있는데, 계층적 군집분석방법으로는 최단연결법, 최장연결법, 중심연결법, 중위수연결법, 평균연결법, Ward의 방법이 있으며, 비계층적 군집분석방법으로는 K-평균 군집분석법이 있다.

판별분석(Discriminant Analysis)은 소속집단이 알려져 있는 기존의 자료에서 판별기준을 유도(판별과정)하고, 유도되어진 판별기준을 이용하여 소속집단이 알려져 있지 않은 객체들의 소속집단을 분류(분류과정)하는 데 그 목적이 있다. 그러므로 소속이 분류되지 않은 새로운 꽃가루 농도 자료에 대하여 유형을 분류하고자 할 때, 기존의 꽃가루 농도자료에서 판별기준을 유도하고 분류되지 않은 꽃가루의 유형을 예측하였다.

표 5. 봄철 꽃가루 알레르기 예보분석을 위한 기상요소들

월	연도	기상요소
4월	2002	AccumT*, PRE
	2003	DR*, RT*, HUM*, AccumT, PRE
	2005	RT, WIND, HUM, DR, PRE
5월	2002	AccumT, AS, MeanT*, MaxT*, DR
	2003	MeanT*, WIND*
	2004	AS, PRE, HUM, MeanT*, AccumT, RT*, MaxT, MinT
	2005	AccumT*, HUM*, MeanT

MeanT: 일평균기온, PRE: 일강수량, WIND: 일평균풍속, HUM: 일평균상대습도, MaxT: 일최고기온, MinT: 일최저기온, DR: 일교차, RT: 강우지속시간, AS: 7일일조시수, AccumT: 적산온도(*: 95% 유의수준에서 유의)

표 6. 소나무를 제외한 꽃가루 알레르기 예보분석을 위한 기상요소

월	연도	기상요소
4월	2002	PRE*, HUM*, AccumT
	2003	DR, AS
	2004	MinT*, AccumT*, HUM, RT, WIND
	2005	RT, AS, MinT*, AccumT, WIND, PRE, MaxT
5월	2002	RT*, AccumT*, PRE, AS
	2003	DR, WIND*, MaxT
	2004	AS*, PRE
	2005	AccumT*

MeanT: 일평균기온, PRE: 일강수량, WIND: 일평균풍속, HUM: 일평균상대습도, MaxT: 일최고기온, MinT: 일최저기온, DR: 일교차, RT: 강우지속시간, AS: 7일일조시수, AccumT: 적산온도(*: 95% 유의수준에서 유의)

표 7. 가을철 꽃가루 알레르기 예보분석을 위한 기상요소들

월	연도	기상요소
9월	1997	AccumT*, HUM*, MaxT
	2002	AccumT*, AS
	2003	MeaT, AccumT, PRE, WIND, MaxT, RT, HUM, AS
	2004	MeanT, AS*, RT*, AccumT
10월	1997	AccumT*, WIND*, AS
	2002	AccumT*, RT, MinT, AS
	2003	RT*, AS, PRE
	2004	DR, WIND

MeanT: 일평균기온, PRE: 일강수량, WIND: 일평균풍속, HUM: 일평균상대습도, MaxT: 일최고기온, MinT: 일최저기온, DR: 일교차, RT: 강우지속시간, AS: 7일일조시수, AccumT: 적산온도(*: 95% 유의수준에서 유의)

표 8. 계절별 꽃가루 예보식

꽃가루	월	예보식	R²	P
소나무	4월	1.609848-0.328230×WIND+0.001628×AS	0.474	0.02
	5월	1.577870-0.013258×AS+0.117365×MeanT-0.001257×AccumT	0.495	0.00
수목류	4월	0.494386+0.002296×AccumT-0.009812×PRE-0.012852×AS+0.047051×MeanT	0.693	0.00
	5월	0.427347+0.042282×MeanT-0.020994×RT+0.005922×HUM	0.439	0.01
잡초류	9월	3.105090-0.000521×AccumT-0.011980×AS+0.036886×DR+0.025268×PRE	0.450	0.05
	10월	5.419920-0.001308×AccumT+0.023948×MinT-0.044073×RT+0.008469×HUM	0.743	0.00

MeanT: 일평균기온, PRE: 일강수량, WIND: 일평균풍속, HUM: 일평균상대습도, MaxT: 일최고기온, MinT: 일최저기온, DR: 일교차, RT: 강우지속시간, AS: 7일일조시수, AccumT: 적산온도

이러한 결과를 바탕으로 과거 3년간[2001~2003(잡초류), 2002~2004(수목류)]의 자료를 활용한 예보 산출식을 구한 후 산출식 검증을 위해 2004년(잡초류)과 2005년(수목류)의 기상자료를 적용해 보았다. 그 결과 소나무의 경우 관측값과 예측값의 정확도가 4월에 47.4%, 5월에 49.5%로 나타났으며, 소나무 이외 수목류의 경우 4월에 69.3%, 5월에 43.9%, 그리고 잡초류의 경우 9월에 45.0%, 10월에 74.3%로 나타났다. 다중회귀분석 결과 각각의 종별로 4월과 10월의 경우 그 정확도가 높게 나타났으나, 꽃가루의 농도가 높고 그 분포가 집중된 5월과 9월의 정확도는 상대적으로 떨어져 이러한 기간에서 유형의 세분화에 따른 예보 산출식 개발의 필요성이 대두되어, 군집분석과 판별분석을 통한 재분석을 실시하여 예보식을 확정하였다(표 8). 이에 기초하여 2012년부터 기상청 홈페이지에서 꽃가루 예보 정보가 제공되기 시작하였다.

한편 2014년부터는 기존에 제공하던 지역별, 월별 모델을 간소화하여 꽃가루 종류별 하나의 예보식으로 구축해 전국 꽃가루 예보를 수행하고 있다. 개선된 꽃가루 농도 예보식은 참나무, 소나무 및 환삼덩굴에 대하여 일별 꽃가루 발생에 영향을 미치는 최적 조건을 찾아내고, 그 조건이 얼마나 충족되었는지를 예측한다. 각 종류별

로 전국에 대해 하나의 모델로 꽃가루 농도와 위험도를 하루 두 번씩 앞으로 2일간에 대해 계산한다. 예측된 위험도의 전국 분포 지도는 기상청 보건기상지수 홈페이지(http://www.kma.go.kr/weather/lifeindustry/life_03.jsp)를 통해 제공한다(그림 35).

향후 지속적인 연구를 거쳐 알레르기 유발식물의 분포와 꽃가루 확산을 고려하는 모델로 개선할 계획이며, 이에 따라 좀 더 현실적으로 알레르기 환자들과 일반인들에게 도움이 되는 꽃가루 예보가 제공될 수 있을 것으로 기대한다.

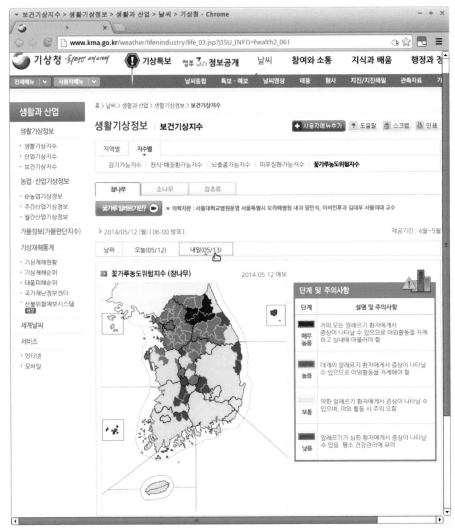

그림 35. 기상청 꽃가루 알레르기 예보 화면

맺음말

  꽃가루 농도는 기상 현상에 따라 변한다. 이 중 기온과 강수가 꽃가루 양을 결정하는 데 가장 중요한 역할을 한다. 온도에 따른 꽃가루 분포를 살피면 주로 10~30℃ 사이에 꽃가루가 많아지는 것을 볼 수 있다. 이 정도 온도는 식물이 꽃을 피우고 수정하며 성장하는 데 가장 적합한 온도를 나타내기도 하고 비가 오지 않고 적당한 습도를 유지할 때 더 많아진다. 식물의 이러한 생리 현상은 기후 온난화와도 연관이 많을 수 있다는 것으로 추측게 한다. 기후변화와 함께 지구 온난화 현상으로 꽃이 일찍 피고 늦게 지는 현상이 일어나면서 꽃이 피는 기간도 더 길어질뿐 아니라 꽃가루의 항원성도 더 강하고 독해지게 된다. 따라서 알레르기 환자들이 꽃가루에 노출되는 기간도 더 길어졌으며 더 심하게 증상이 나타나게 되었다. 이런 배경으로 최근 많은 연구에서 이전보다 알레르기비염이나 기관지천식을 비롯하여 아토피피부염 같은 알레르기 질환이 급증하고 있다고 보고하고 있다. 최근 미국, 유럽뿐아니라 우리나라, 일본 등 아시아태평양 국가들에서도 꽃가루와 기후와의 연관성에 대하여 구체적이고 다양한 연구를 진행하고 있다. 한편 기후변화의 중대한 다른 원인이기도 한 교통량의 증가와 아파트 건축, 공장 등에 따른 이산화탄소 등 온실가스에 의한 공기오염이 증가하고 있다. 공해가 심하면 이산화탄소가 증가하게 되는데 이것은 돼지풀과 같은 알레르기식물이 잘 자라게 되는 조건이 되고 있다. 이런 현상은 결과적으로 알레르기질환이 늘어나는 좋지 않은 환경이 증가할 것으로 추정하게 된다. 이에 이를 예측할 수 있는 보건자료를 구축하고자 2007년부터 대한소아알레르기호흡기학회 꽃가루연구회와 국립기상과학원가 함께 공동으로 연구를 진행하고 있다.

  꽃가루는 계절에 따라 나타나는 알레르기 유발물질이 될 수 있다. 특히 봄에는 나무 종류의 꽃가루, 가을에는 돼지풀이나 쑥과 같은 잡초 식물의 꽃가루가 날려서 알레르기를 유발할 수 있다. 꽃가루 알레르기를 일으키는 원인은 계절성 항원이라 봄과 가을만 조심하면 되지만 피하기가 쉽진 않다. 특히 나무나 잡초 등 꽃가루가 발생하는 근원지를 제거하기가 현실적으로 불가능하다. 하지만 노력한다면 알레르기 발생 가능성은 많이 줄일 수 있다. 환자나 가족이 외출했다가 돌아올 때는 옷에 묻은 꽃가루를 꼭 털어내고, 유행 시기에 환자로 하여금 마스크를 꼭 쓰게 하고, 창문을 닫고 지내면 꽃가루로부터의 노출을 어느 정도 막을 수 있다. 국가나 지자체에서는 가로수 등 조경 사업이나 공원 등지의 환경정비사업 등을 한 번 시행하여 설치하거나 식수하게 되면 이를 다시 제거하거나 수정하기는 쉽지 않다. 그렇기 때문에 이를 시행할 때는 이와 같은 알레르기 유발식물에 대해 자문하여 조경하는 데 주의를 해야 할 것이다.

이 책이 알레르기 전문의나 일반의뿐아니라 의과대학생, 알레르기 환자와 일반인 그리고 환경과 관련된 사업체나 지자체 등에 유익한 자료로 일조할 수 있기를 기대한다. 끝으로 20년 동안 꽃가루채집에 아낌없는 협조와 격려를 해주신 대한소아알레르기호흡기학회 꽃가루연구회와 국립기상과학원 응용기상연구과 여러분께 진심으로 감사드린다.

대표 저자
오재원

참고문헌

자료와 문헌

국가생물종지식정보시스템: www.nature.go.kr

국립수목원,『국가표준식물목록』www. nature.go.kr

국립수목원. 식별이 쉬운 나무도감. GEOBOK. ISBN 978-89-55-0 96480, 2009.

김진석, 김태영.『한국의 나무』. 돌베개. 2011.

김태정.『한국의 자원식물』. 서울대학교 출판부, 1997.

이혜란, 김규언, 김태정, 김일경, 박종화, 오재원. 대한소아알레르기 및 호흡기학회『한
국의 알레르기식물』. 식물추장 2002.

백원기 외. 위해외래식물(생태계 교란식물)의 생육지 분포 실태조사 및 제거방안. 경기
도, 2004.

웹식물도감: www.green.co.kr

위키백과: ko.wikipidia.org

표준식물목록(KPNI, The korean Plant Names Index)

홍천수.『한국의 꽃가루 알레르기 도감』. 미디어디스커버리 2014.

The Plant List: www.discoverlife.org

Wikipidia : the tree encyclopidia: en.wikipidia.org

Cronquist A. Air integrated system of classification of flowering plants. New York:
Columbia University Press. 1981.

Flora of Korea Editorial committee. The genera of vascular plants of Korea. Academy
Publishing Co. 2007.

Jelks M. Allergy plants. Tampa, Florida: Worlkwide printing. Copyright, Worldwide
publications. L.C. No 86~050367.

Jim P, Andy M. Plants of the pacific northwest coast. Lone Pine Publishing. 1994.

Lewis WH, Vinay P, Zenger VE. Airborne and allergenic pollen of North America. The Johns Hopkins University Press, Baltimore & London, 1983.

Nilsson S, Praglowski J, Nilsson N. Atlas of airborne pollen grains and spores in Northern Europe. Almquist & Wiksell International, Stockholm, 1977.

Nilsson S, Spieksma FM. Traveller's allergy service guide. Palynological Laboratory, Swedish Museum of Natural History, Sweden, Stockholm, 1994.

Smith EG. Sampling and identifying allergenic pollens and molds: an illustrated identification manual for air samplers, San Antonio, Texas, Blewstone press, 1990.

Tom DW, Larry CB, Steven AD, et al. Weeds of the west. Pioneer of Jackson Hole, Jackson, Wyoming. 1999.

논문

김규랑, 박기준, 이혜림, 김미진, 최영진, 오재원. 알레르기 꽃가루 위험도 예보모델의 개발과 검증. 한국농림기상학회지 2012;14:265-8.

김명수, 김기우, 최지영, 목차수, 장석일, 강석영. 국화과 식물에 의한 화분증 3예. 알레르기 1989;9:63-8.

김원엽, 여민희, 임병학, 강임주. 알레르기성 질환 환아에서의 피부시험 성적 및 호산구 수, 총 IgE치, RAST와의 관계. 알레르기 1990;10:37-48.

김한수, 이미경, 박해심, 김형중, 홍천수. 88 서울 올림픽기간 중 서울지방 대기중 화분 농도. 알레르기 1989;9:564-70.

남동기, 박해심, 오승헌, 홍천수. 환삼덩굴 화분 추출액에 의한 기관지 천식 2예. 알레르기 1987;7:224-9.

민경업, 강석영. 서울에서의 공중화분 분포에 관한 대기생물학적, 알레르기학적 연구. 알레르기 1984;4:1-20.

민경업, 김유영, 장석일. 제주도에서의 일본삼나무 화분에 관한 연구. 대한알레르기학회지 1996;16:308-14.

민경업, 문희범, 강석영. 서울에서의 공중화분 분포에 관한 연구. 대한천식알레르기학회(구 대한알레르기학회), 1983 p95.

민경업. 화분증. 알레르기 1991;11:381-5.

박기준, 김헌애, 김규랑, 오재원, 이선영, 최영진. 한반도 지역에서 관측된 꽃가루 농도 특성에 관한 연구. 한국농림기상학회지 2008;10:167-176.

박찬웅, 심승식, 정만, 박창현, 류형선, 이영미, 김지운. Rotorod Sampler 를 이용한 목포지방 대기 화분 측정. 대한천식알레르기학회(구 대한알레르기학회), 1992 p417.

박해심, 김재원, 정덕희, 주양자. Rotorod Sampler 를 이용한 서울지방 대기중 화분 및 곰팡이 포자 측정. 대한천식알레르기학회(구 대한알레르기학회), 1990 p324.

박해심, 이미경. 참나무 화분에 의한 기관지 천식 1예. 알레르기 1989;9:52-6.

박해심. 화분알레르기 II - 그 임상. 알레르기 1991;11:509-19.

백수흠, 임연식, 박해심. Rotorod Sampler 를 이용한 서울 대기중의 곰팡이 포자수 측정. 대한천식알레르기학회(구 대한알레르기학회), 1992 p418.

서현숙, 박윤호, 맹번정, 이영철. 경인지역 소아 호흡기 알레르기 환자에서의 피부시험 성적. 알레르기 1988;8:271-8.

송광선, 이남호, 이수곤, 홍천수. 두드러기 쑥에 의한 기관지 천식. 알레르기 1993;13:46-54.

송영욱, 문희범, 강석영. 화분증 환자에 관한 임상적 관찰. 알레르기 1983;3:168-74.

송영욱,문희범,강석영. 화분증 환자 16례에 관한 임상적 관찰. 대한천식알레르기학회(구 대한알레르기학회), 1983 p95-6.

오재원 외. 전국의 공중꽃가루 및 공중진균 포자 분포에 관한 연구(1997년 7월 1일∼1999년 6월 30일). 소아알레르기 및 호흡기학회지 2000;10:1:22-33.

오재원. 대기 중 알레르기 꽃가루(꽃가루) 농도 예보제 개발. 대한의사협회지 2009;52;6;579-91.

오재원. 서울 및 경기지역의 공중화분 및 공중진균 분포에 관한 연구. 소아알레르기 및 호흡기학 1997;7:64-5.

오재원. 알레르기 꽃가루의 특성과 최근 소아에서 잡초류 꽃가루 감작률 증가. Korean J

Pediatr 2008;51:355-61.

오재원. 한국 공중꽃가루의 특징과 최근의 변화. 천식 및 알레르기학회지 2007;27:1-7.

윤문경, 김미애, 진현정, 신유섭, 박해심. 돼지풀과 쑥 화분의 주 알레르겐에 대한 IgE 결합 성분의 규명. Allergy Asthma Respir Dis 2014;2:337-43.

윤문경, 김미애, 진현정, 신유섭, 박해심. 자작나무와 오리나무 화분의 주 알레르겐에 대한 immunoglobulin E 결합 성분의 규명. Allergy Asthma Respir Dis 2013;1:216-20.

윤여운, 이미경, 박해심, 홍천수. 알레르기 환자에서 시행한 피부단자시험과 혈청 IgE 검사 성적. 알레르기 1989;9:385-98.

이미경, 홍천수. 잔디 화분의 알레르겐 검출에 관한 연구. 알레르기 1991;11:14-29.

이수영, 홍창호. 소아 연령의 알레르기 환자에서 주된 흡입항원으로서의 화분의 중요성. 알레르기 1995;15:528.

이수영, 홍창호. 소아의 화분알레르기(I). 소피시험상 집먼지 진드기 음성인 화분증 환자의 임상 및 면역학적 특성. 소아알레르기 및 호흡기 1996;6:92-112.

이인걸,조현숙,김항재,김능수. 화분증 환자에 관한 임상적 관찰. 대한천식알레르기학회(구 대한알레르기학회), 추계학술대회 초록집 1983 p96.

이혜림, 김규랑, 최영진, 오재원. 일별 꽃가루농도에 대한 기상영향. 한국농림기상학회지 2012;14:99-107.

장석일, 강석영, 민경업, 김유영. 제주도의 삼나무 화분증에 관한 연구 (제1보) 대한천식알레르기학회(구 대한알레르기학회), 추계학술대회 초록집 1985 p114.

정병주, 이수영, 김규언, 김동수, 이기영. 집먼지 진드기 이외의 항원에 대한 알레르기 피부시험의 양성률. 소아알레르기 1992;2:22-8.

홍천수, 오승헌, 이현철, 허갑범, 이상용. 1984년도 서울 서부지역 대기중의 화분에 대한 조사연구. 대한천식알레르기학회(구 대한알레르기학회), 추계학술대회 초록집 1984 p99.

홍천수, 허갑범, 이상용. 늦여름 - 초가을 화분증 대한천식알레르기학회 (구대한알레르기학회), 천식 및 알레르기 1981 p160.

황규태, 신종우. 부산에 있어서의 공중화분 분포. 대한천식알레르기학회(구 대한알레르기학회), 추계학술대회 초록집 1984 p99-100.

Agarwal MK, Swanson MC, Reed CE, Yunginger JW. Immunochemical quantitation of airborne short ragweed. Alternaira, antigen E, and Alt-1 allergens: A two year prospective study. J Allergy Clin Immunol 1983;72:40-5.

Anderson JH. Allergenic airborne pollen and spores in Anchorage, Alaska, Ann Allergy 1985;54:390-9.

Beggs PJ 2004, Impacts of climate change on aeroallergens: past and future, Clinical and Experimental Allergy, 2004;34:1507-13.

Bousqout J, Cour P, Guerin B, et al. Allergy in the Mediterranean area. I. Pollen counts and pollinosis of Montpellier. Clinical Allergy 1984;14:249-58.

Bousquet J, Hejjaoui A, Becker WM, Cour P, Chanal I, Michel FB, et al. Clinical and immunologic reactivity of patients allergic to grass pollens and to multiple pollen species. I. Clinical and immunologic characteristics. J Allergy Clin Immunol 1991;87:737-46.

Brown HM, Irving KR. The size and weight of common allergenic pollens. An investigation of their number per microgram and size. Acta Allergologica 1973;28:132-8.

Burbach GJ, Heinzerling LM, Edenharter G et al, GA2LENskin test study II: clinical relevance of inhalant allergen sensitization in Europe. Allergy 2009;64:1507-15.

Chapman JA. Th e enhancement of the practice of clinical allergy with daily pollen and spore counts. Immunol Allergy Pract 1984;4:13~18.

D' Amato G, Russo M, Liccardi G, Saggese M, Maria Gentili, Mistrello G, et al. Comparison between outdoor and indoor airborne allergenic activity. Ann Allergy Asthma Immunol 1996;77:147-52.

Daren VG, Voorhost R. Allergen community in pollen from certain tree specues. Ann Allergy. 1975;46:276-8.

Dowasian A, Al-Ali S, Kahn M et al. Sensitization t aeroallergens among patients with allergic rhinitis in a desert environment. Ann Allergy Asthma Immunol 2000;84:433-8.

Duff AL, Platts-Mills TAE. Allergens and asthma. Pediatr Clin North Am 1992;39:1277-91.

Eriksson NE, Wihl J—A, Arrendal H. et al. Tree pollen allergy. II. Sensitization to various tree pollen allergens in Sweden. A Multi-Center study. Allergy 1984;39:610-7.

Esch RE, Bush RK. Aerobiology of outdoor allergens. In Adkinson NF Jr, Yunginger JW, Busse WW, Bochner BS, Holgate ST, Simons FER, Middleton's allergy principles and practice. 6th ed. St. Louis: Mosby, 2003: 529-55.

Ford SA, Baldo BA. A re-examination of ryegrass (Lolium perenne) pollen allergens. Int Arch Allergy Appl Immunol 1986;81:193-202.

Gadermaier G, Dedic A, Obermeyer G et al. Biology of weed pollen allergens. Current Allergy Report 2004;4:391-400.

Gioulekas D, Balafoutis C, Damialis A, Papakosta D, Gioulekas G, Patakas D. Fifteen years' record of airborne allergenic pollen and meteorological parameters in Thessaloniki, Greece. International Journal of Biometeorology 2004;48:128–36.

Guerra S, Sherrill DL, Cottini M, Michetti G, Allegra L. On the association between date of birth and pollen sensitization : is age an effect modifier? Allergy Asthma Proc 2002;23:303-10.

Gutman AA, Bush RK. Allergens and other factors important in atopic disease. In Patterson R, Grammer LC, Greenberger PA, Zeiss CR. Allergic diseases: diagnosis and management, 4th ed, JB Lippincott, 1993, p93-134.

Heinzerling LM, Burbach GJ, Edenahrter G et al. GA2LEN skin test study I : GA2LEN harmonization of skin prick testing: novel sensitization patterns for inhalant allergens in Europe. Allergy 2009;64:1498-506.

Hong CS, Hwnag Y, Oh SH, Kim HJ, Huh KB, Lee SY. Survey of the airborne pollens in Seoul, Korea. Yonsei Med J 1986;27:114-20.

Hyde HA. Atmospheric pollen grains and spores in relation to allergy. II. Clinical Allergy 1973;3:109-26.

International Allergology 47:263~70;1998.

Kaneko Y, Motohashi Y, Nakamura H et al. Increasing revalence of Japanese cedar pollinosis: A meta-regression analysis. Int Arch Allergy Immunol 2005;136:365-71.

Kim JH, Oh JW, Lee HB, Kim SW, Kang IJ, Kook MH, et al. Changes in sensitization rate to weed allergens in children with increased weeds pollen counts in Seoul metropolitan area. J Korean Med Sci 2012;27:350-5.

Kim KR, Park KJ, Lee HR, Kim MJ, Choi YJ, Oh JW. Development and evaluation of the forecast models for daily pollen allergy, Korean J Agricultural and Forest Meteorology, 2012;14:265-8.

King TP, Norman PS; Standardized extracts, weeds. Clin Rev Allergy 1986;4:425-33.

Kosisky SE, Capenter GB. Predominant tree aeroallergens of the Washington, DC area: a six year survey (1989~1994). Ann Allergy Asthma Immunol 1997;78:381-92.

Lee HR, Kim KJ, Choi YJ, Oh JW, Meteorological impact on daily concentration of pollens in Korea, Korean J Agricultural Forest Meteorology, 2012;14:99-107.

Lee JW, Choi GS, Kim JE, Jin HJ, Kim JH, Ye YM, et al. Changes in sensitization rates to pollen allergens in allergic patients in the southern part of Gyeonggi province over the last 10 years. Korean J Asthma Allergy Clin Immunol 2011;31:33-40.

Levetin E, Buck P. Hay fever plants in Oklahoma. Ann Allergy 1980;45:26-32.

Lewis W, Imber W. Allergy epidemiology in the St. Louis, Missouri Area II, grasses. Ann Allergy 1975;35:42-50.

Lowenstein H, Sterballe O. Standardized grass pollen extracts. Clin Rev Allergy 1986;4:405-22.

Lowenstein H. Quantitative immunoelectrophoretic methods as a tool for the analysis and isolation of allergens. Pro Allergy 1978;25:1-15.

Marsh D. Allergens and the genetics of allergy. In Sela M, ed. The antigens. vol 3. New

York Academic Press, 1975, p271-6.

Mattiesen F, Lowenstein H. Group V allergens in grass pollens. II Investigation of group V allergens in pollens from 10 grasses. Clin Exp Allergy 1991;21:309-20.

Matyasovszky I, Makra L. Autoregressive modeling of daily ragweed pollen concentrations for Szeged in Hungary. Theoretical Applied Climatology 2011;104:277-83.

Negrini AC, Arobba D. Allergenic pollens and pollinosis in Italy: recent advances. Allergy 1992;47:371-9.

Northern Society of Allergology. Proceeding Communication Gesellschafts verhandlungen. Acta Allergol 1972;27:439.

Oh JW, Lee HB, Kang IJ, Kim SW, Park KS, Kook MH, et al. The revised edition of Korean calendar for allergenic pollens. Allergy Asthma Immunol Res 2012;4:5-11.

Oh JW, Lee HB, Lee HR, Pyun BY, Ahn, Kim KY, et al. Aerobiological study of pollen and mold in Seoul, Korea. Allergology Internationale 1998;47:263-70.

Oh JW. Development of pollen concentration prediction models. J Korean Med Assoc 2009;52:579-91.

Park HS, Kim MJ, Moon HB. Antigenic relationship between mugwort and ragweed pollens by crossed immunoelectrophoresis. J Korean Med Sci 1994;9:213-7.

Park KJ, Kim HA, Kim KR, Oh JW, Lee SY, Choi YJ. Characteristics of regional distribution of pollen concentration in Korean Peninsula. Korean J Agricultural Forest Meteorology 2008;10:167-76.

Park SH, Lim DH, Son BK, Kim JH, Song YE, Oh IB, et al. Sensitization rates of airborne pollen and mold in children. Korean J Pediatr 2012;55: 322-9.

perspectives. Global Environmental Research 2007;11:13-22.

Phanichyakarn P, Kraisarin C, Sasisakulporn C. Atmospheric pollen and mold spores in Bangkok: a 15 year survey. Asian Pac J Allergy Immunol. 1989;7:113-8.

Potter PC, Cadman A. Pollen allergy in South Africa. Clin Exp Allergy 1996;26:1347-54.

Potter PC, Cadman A. Pollen Allergy in South Afrika. Clin Exp Allergy 1996;26:1347-54.

Puc M. Artificial neural network model of the relationship between Betula pollen and meteorological factors in Szczecin (Poland). International Journal of Biometeorology 2012;56:395-401.

Rosario NA, Pollinosis in Brazil: Changing concepts. J Allergy Clin Immunol 1990;85:819-20.

Solomon WR, Burge HA, Muilenberg ML. Allergen carriage by atmospheric aerosol. I. Ragweed pollen determinants in smaller micronic fractions, J Allergy Clin Immunol 1983;72;443-51.

Solomon WR, Weber RW, Dolen WK. Common allergenic pollen and fungi. In : Bierman CW, Pearlman DS, Shapiro GG, Busse WW, editors. Allergy, asthma and immunology from infants to adulthood. 3rd ed. Philadelphia : WB Saunders Co, 1996, p93-114.

Stennett PJ, Beggs PJ. Pollen in the atmosphere of Sydney, Australia, and relationships with meteorological parameters. Grana 2004;43:209-16.

Strandhede S—O, Wihl J—A, Eriksson NE. Tree pollen Allergy. 1. Feature of plant geography and pollen counts. Allergy 1984;39:602-9.

Subiza J, Jerez M, Jimenez JA, et al. Allergenic pollen and pollinosis in Madrid. J Allergy Clin Immunol 1995;96:15-23.

Taylor G, Walker J, Backley CH. 1820-1900: A detailed description of the astonishing achievement of Backley in describing the causes of hay fever. Clin Allergy 1973;3:103-8.

Vaney V. Allergy Practice Forum. Hayfever in the United Kingdom. Clin Exp Allergy 1991;21:757-62.

Vazquez LM, Galan C, Vilches ED. Influence of meteorological parameters on Olea pollen concentrations in Cordoba (South-Western Spain). International J Biometeorology, 2003;48:83-90.

Villsveces J, Tree allergy and the street tree guide. J Asthma Res 1973;11:47-62.

Weber RW. Nelson HS. Pollen allergens and their interrelationship. Clin Rev Allergy 1985;3:291-318.

Ziello C, Sparks TH, Estrella N et al. Changes to airborne pollen counts across Europe. PloS ONE 2012;7;:e34076.

찾아보기

국문

영문

오재원

한양대학교 의과대학 소아청소년과 교수(현) 주임교수 역임
한양대학교 구리병원 소아청소년과 과장 역임

한양대학교 의료원 전문의 및 의과대학 의학박사 취득
미국 The University of Tennessee 알레르기면역학 연구전임의
미국 Johns Hopkins University 소아알레르기학 연구전임의
미국 Stanford University School of Medicine 임상면역학 교환교수
대한천식알레르기학회(KAAACI) 학술, 간행, 국제이사, 이사장 역임(현)
대한소아알레르기호흡기학회(KAPARD) 총무, 교육, 국제, 간행이사 역임
한국천식알레르기협회(KAF) 사무차장 역임
미국알레르기 천식임상면역학회(AAAAI) 종신 fellow(FAAAAI), 정회원
유럽알레르기 임상면역학회(EAACI) 정회원
세계알레르기학회(WAO) 정회원, 기후변화특별위원회 위원
일본알레르기면역학회 공식학술지(AI) Associate Editor
KAAACI & KAPARD 공식학술지(AAIR) Associate Editor
〈Pollen Allergy in a Changing World〉(Springer) 등 20여 편 저서 및 국제저명학술지에
70여 편 논문과 국내 학술지 150여 편 논문, 학회 등 200여 회 학술발표

백원기

대진대학교 생명과학과 교수
서울대학교 천연물과학연구소 박사후연구원
일본 동경대학교 박사후연구원
강원대학교 대학원 생물학과 졸업, 이학박사
한국식물분류학회, 한국자원식물학회, 한국자연보호학회, 이사 및 학술위원
환경부 전국자연환경조사 전문연구원
ICUN 한국위원회 부회장
광릉숲연구소 소장

김규랑

기상청 국립기상과학원 응용기상연구과 기상연구관
서울대학교 농업생명과학대학 졸업, 농학박사
서울대학교 농업생명과학대학 박사후연구원
코넬대학교 뉴욕주립농업연구소 박사후연구원

김진석

국립생물자원관 식물자원과 연구관
경북대학교 임학과 졸업
경북대학교 생물학과 이학박사
국립식물검역원 근무
『한국의 나무』(2011)
『원색 울릉군 원색식물도감』(2002)

한매자

기상청 국립기상과학원 응용기상연구과 연구원
경희대학교 생물학과 졸업, 이학석사

대한소아알레르기호흡기학회 꽃가루연구회

오재원   한양대학교 구리병원
김성원   부산 성모병원
김광우   포항 ABC의원
정혜리   대구 가톨릭대학병원
강임주   강임주소아과의원
박강서   전주 예수병원
양은석   조선대학교병원
국명희   광주 보훈병원
김봉성   강릉 아산병원
황윤하   부산 성모병원
이동진   울산 동강병원
김자경   강원대학교 춘천병원

꽃가루와
알레르기

초판 1쇄 발행 2015년 8월 7일
초판 2쇄 발행 2022년 3월 24일

지은이 오재원·백원기·김규랑·김진석·한매자
펴낸이 채종준
표지디자인 오승은, 조은아

펴낸곳 한국학술정보(주)
주소 경기도 파주시 회동길 230 (문발동 513-5)
전화 031) 908-3181(대표)
팩스 031) 908-3189
홈페이지 http://ebook.kstudy.com
전자우편 출판사업부 publish@kstudy.com
등록 제일산-115호(2000. 6. 19)

ISBN 978-89-268-6725-9 93510